CONSIDÉRATIONS

SUR

LES EAUX DE CHALLES

PRÈS DE CHAMBÉRY

PAR LE Dr L.-F.-M. DOMENGET

Médecin du Roi et de la famille royale en Savoie; Professeur émérite de Chimie et de Botanique, Chevalier des Ordres royaux et impériaux des SS. Maurice et Lazare et de la Légion-d'Honneur; ancien Chirurgien-Major de la Garde impériale et ancien chef de clinique interne de la Faculté de médecine de Paris; Membre titulaire de l'Académie royale, des Sociétés médicale et d'histoire naturelle de Savoie; correspondant de l'Académie royale de médecine de Turin et de l'Académie impériale de médecine de Paris, des Sociétés de médecine de Lyon, Dijon, Erlingen, et Médecin militaire honoraire de première classe des armées de S. M. sarde.

CHAMBÉRY

IMPRIMERIE NATIONALE, PLACE CHATEAU.

1855

LETTRE

DE

M. LE CHEVALIER DOMENGET

A M. LE DIRECTEUR

DE LA GAZETTE DE SAVOIE.

A Monsieur HIPPOLYTE CORSO, directeur de la *Gazette de Savoie*, à Chambéry.

Chambéry, le 30 juillet 1855.

Monsieur le Directeur,

En vous renouvelant l'expression de ma reconnaissance pour l'obligeance et l'empressement que vous avez toujours mis à rappeler, par la voie de votre estimable journal, les propriétés si remarquables des eaux minérales de Challes, que j'ai eu le bonheur de découvrir, en avril 1841, tout près des terrasses du château que j'habite, je vous prie de prêter encore une fois le concours de votre publicité à quelques observations et à quelques faits qui se rapportent au même sujet.

Tout ce que vous avez eu, Monsieur, la bienveillance de publier sur ces eaux exceptionnelles qui font aujourd'hui l'admiration et l'étonnement des médecins et de tout le monde savant, n'a rien d'exagéré.

Je puis même certifier, d'après de nouveaux faits que j'ai recueillis moi-même ou qui m'ont été communiqués, que les eaux de Challes étendent leur efficacité non-seulement aux maladies chroniques les plus graves, mais encore à certaines maladies aiguës, telles que la diarrhée épidémique avec coliques plus ou moins violentes, le scorbut, les brûlures, les blessures graves, les inflammations des voies urinaires, etc. Je me propose de publier prochainement des faits concluants qui constatent cette efficacité que je n'avais pas soupçonnée dès le principe de ma découverte.

Les expériences sur le scorbut ont été faites avec succès, aux prisons de Chambéry, sous l'habile et consciencieuse direction de M. le docteur Michaud, mon honorable confrère. On sait que cette maladie est très commune parmi les prisonniers, et en général chez les personnes qui vivent agglomérées dans un espace par trop restreint, comme cela a lieu particulièrement sur les bâtiments de mer et dans les casernes peu spacieuses et mal saines. D'autre part, M. le docteur Michaud m'a appris que de tous les prisonniers soumis à ses soins, et qui ont fait usage des eaux de Challes, aucun n'a été pris de la diarrhée, quel que fut le mauvais état de ses voies digestives, et cela alors qu'une épidémie régnait en ville et dans les prisons.

Plusieurs personnes de Chambéry m'ont aussi dit tout récemment qu'elles s'étaient guéries, comme par enchantement, de la diarrhée, en buvant quelques verres d'eau de Challes.

Ces faits ne sont pas encore assez multipliés pour que j'en puisse tirer cette conclusion, que les eaux de Challes sont l'antidote certain et infaillible du terrible et fatal fléau, le choléra, qui débute presque toujours par des troubles dans les voies digestives et par la diarrhée. Mais ce que je puis affirmer, sans crainte d'être contredit, c'est que, l'année dernière, dans la commune de Triviers, où est situé Challes, aucun habitant n'a été atteint par l'épidémie cholérique, alors qu'elle sévissait dans une commune limitrophe. Je ne sais si je dois attribuer cette immunité à la qualité des eaux potables dont s'abreuvent les habitants de cette commune, eaux qui, ayant toutes été analysées sur place par M. Chatin, le célèbre chimiste de Paris, docteur-médecin et professeur, ont été reconnues pour être aussi iodurées que celles de la Seine, lesquelles sont les eaux potables les plus iodurées de la France, ou bien si je dois l'attribuer aux eaux sulfureuses de Challes. Du reste, cette dernière opinion n'aurait rien que de très rationnel s'il était vrai, comme le prétendent quelques médecins et naturalistes renommés et comme l'ont rapporté plusieurs journaux sérieux, que la cause du fléau se trouvât dans des myriades d'insectes invisibles qui s'attachent à notre organisation? L'eau de Challes est l'anthelmintique le plus puissant que je connaisse ; je n'ai pas besoin d'ajouter qu'aucun ver, ou insecte quelconque, ne peut y vivre. Elle est, pour les gens de la campagne dans la commune de Triviers, une vraie panacée universelle. Ils y recourent pour tous leurs maux internes et externes. Leur confiance est si grande dans son action salutaire que j'ai vu des malades atteints de fièvres typhoïdes, repousser même jusque dans le délire toute espèce de tisanes, pour leur préférer l'eau de Challes.

En outre de ses intéressantes observations sur le scorbut endémique aux prisons de Chambéry, M. Michaud m'a assuré avoir employé dans sa pratique particulière en ville, les eaux de Challes avec un succès bien remarquable non-seulement dans les maladies syphilitiques constitutionnelles, mais encore dans tous les degrés de syphilis primitifs, secondaires et tertiares, ce qui s'explique parfaitement par la quantité d'iode qu'elles renferment. Déjà, M. le docteur et chevalier Jarrin avait reconnu leur efficacité non-seulement dans les blennorrhées, mais même dans les blennorrhogies sous-aiguës, comme il résulte de l'extrait suivant d'une lettre en date du 2 juin 1854, qui se trouve tout au long dans mon *Troisième recueil de documents sur les eaux de Challes :*

« J'ai employé avec un succès complet l'eau de Challes dans cinq cas de bleunorrhée qui dataient de cinq à dix-huit mois. Une grande variété de préparations pharmaceutiques prises intérieurement et par injections avait été infructueuse, peut-être non par défaut de leur mérite ou de leur administration, mais plutôt par le genre de vie et les écarts de régime des malades, qui déjà désespéraient de leur guérison et se disposaient à se soumettre à des cautérisations du canal de l'urètre. Les ayant mis à l'usage des eaux de Challes en boisson à la dose d'une bouteille par jour, j'ai eu la satisfaction de les voir guérir, les uns au bout de *huit jours*, et les plus réfractaires au bout de *vingt jours*.

« Heureux de si beaux résultats, je n'ai pas manqué de prescrire ce même moyen dans les blennorrhagies aiguës, et j'en ai également obtenu des succès très satisfaisants. Toutefois, je dois dire que, dans ce cas, la manière ou plutôt la période à laquelle on doit les employer, mérite quelque considération. Prises au début de la maladie, c'est-à-dire du troisième au huitième jour, elles sont contre-indiquées par leur propriété excitante de l'appareil urinaire ; je les conseille seulement lorsque la période inflammatoire est cessée. Alors elles sont très bien supportées; et, au lieu de ces tisanes émollientes qui, continuées pendant quinze ou vingt jours, fatiguent l'estomac, diminuent les fonctions digestives et réduisent les malades à un état de pâleur et de faiblesse qui compromet souvent leur secret, l'on a une boisson moins agréable au goût, à la vérité, mais qui excite l'appétit, tonifie l'estomac et donne à l'absorption nutritive une plus grande énergie, au point que j'ai vu souvent des malades prendre nn teint plus frais et de l'embonpoint pendant ce traitement.

« La suppression complète de l'écoulement après dix ou quinze bouteilles d'eau de Challes n'est pas constante dans la moitié à peu près des cas de blennorrhagie aiguë, il faut alors terminer la cure par un autre moyen ; mais on gagne encore l'avantage de supprimer l'usage du baume de copahu d'une saveur si repoussante, d'une odeur si compromettante par la transpiration et les urines, intolérable pour quelques estomacs, et dont la pureté n'est pas toujours irréprochable dans le commerce. Le moyen que quelques cas requièrent pour tarir l'écoulement, consiste dans les injections ; mais on peut se borner à celles qui n'entraînent pas les inconvénients produits par le nitrate d'argent, les sulfates de cuivre et de zinc qui, employés avec peu de ménagement, ne sont pas toujours sans danger. J'emploie, dans la généralité des cas, du vin rouge, avec addition de 50 ou 60 centigr. d'opium pour 120 gram. de liquide. Il est rare que ces injections, renouvelées trois fois par jour, n'arrêtent pas l'écoulement au second ou troisième jour.

« J'ignore si d'autres médecins prescrivent les eaux de Challes dans les blennorrhagies ; ce que je sais, c'est que parmi les ouvriers leur usage est commun. Je sais encore une vieille femme qui a joui, dit-on, du privilége de guérir cette maladie parmi la classe ouvrière, et qui n'employait d'autre remède que l'eau de Challes. »

Vous avez bien voulu, M. le directeur, dire hautement au public que la réputation des eaux de Challes, maintenant parfaitement connues, était à l'abri de toute critique. Vous avez dit vrai ; du moins, je ne sache pas jusqu'à présent, que dans toutes les publications qui ont été faites dans nos Etats comme à l'étranger, et cela depuis que j'ai annoncé ma découverte, les eaux de Challes, à l'étude desquelles j'ai consacré tant de veilles, aient été l'objet de quelques critiques. Loin de là, j'ai lu avec une douce satisfaction que ces eaux avaient été citées avec éloges et recommandées à l'attention des médecins dans beaucoup d'ouvrages sérieux sur les eaux minérales. Je rappellerai ici, en outre, les éloges bien flatteurs que j'ai trouvés dans une brochure imprimée à Rouen, par un de mes doctes confrères, M. le docteur Vingtrimier, médecin des épidémies. Cette brochure a pour titre : *Du goître endémique dans le département de la Seine-Inférieure et de l'étiologie de cette infirmité.*

Du reste, il n'est point d'eaux minérales qui aient été aussi rapidement reconnues et appréciées dans leurs propriétés curatives que les eaux de Challes. point de source nouvelle dont l'apparition ait été accueillie dans le monde savant par un tel concert de louanges et par l'expression d'aussi flatteuses espérances.

Dès le mois d'août 1842, c'est-à-dire un an après ma découverte, M. le docteur Magendie venait visiter la source de Challes ; personne n'était mieux à même de l'apprécier que ce savant médecin et célèbre physiologiste. Après avoir soumis l'eau minérale à diverses analyses, pour s'assurer par lui-même de sa richesse, il n'hésitait pas à me prédire que l'eau de Challes serait bientôt appelée à jouer un rôle très important en thérapeutique ; l'expérience clinique n'a pas tardé à réaliser ses prévisions.

M. le vicomte Héricart de Thury, président de la commission des eaux minérales de France, a aussi honoré de sa visite la source de Challes le 26 juin 1850. Ce savant géologue, dont la science déplore la perte récente, après avoir examiné et reconnu la nature du terrain d'où sourd l'eau minérale, après avoir assisté à divers essais d'analyse, a déclaré que nulle part il n'avait rencontré des eaux minérales aussi richement dotées par la Providence, et aussi remarquables sous tous les rapports.

M. le docteur Beaude, inspecteur des établissements d'eaux minérales du département de la Seine, s'est empressé de visiter la source de Challes, en juillet 1852. Ce savant confrère, qui s'occupe avec beaucoup d'intérêt de sa spécialité et de tout ce qui a rapport aux sciences médicales, a expérimenté à la source même les eaux de Challes, qui, depuis plusieurs années, étaient pour lui un sujet d'études et comme chimiste et comme médecin. Il a examiné et analysé avec le sulfhydromètre des bouteilles d'eau de Challes puisées en 1842. Il leur a reconnu le même degré de sulfuration que M. O. Henry leur avait assigné à cette époque. Il ne fut nullement surpris de ce résultat ; il avait lui-même, par une série d'expériences sulfhydrométriques continuées pendant plusieurs années, acquis la conviction que les eaux de Challes, tenues habituellement couchées, n'éprouvaient aucune altération. Il a fait remarquer combien était précieuse cette propriété, qui ne se rencontrait pas dans les autres eaux minérales sulfureuses, et qui permettait des approvisionnements pour plusieurs années dans des contrées lointaines. M. Beaude a obtenu, par le seul emploi des eaux de

Challes, des guérisons remarquables, particulièrement dans les maladies du système lymphatique. Il m'a cité notamment la guérison d'une phthisie laryngée jugée mortelle.

M. le docteur et professeur Pétrequin, ex-chirurgien en chef de l'Hôtel-Dieu de Lyon, et auteur de plusieurs savants ouvrages, a publié en 1852 une brochure ayant pour titre : *Recherches sur l'action des Eaux minérales d'Aix en Savoie dans les maladies des yeux*. On y lit à la page 10 :

« Les eaux de Challes sont un adjuvant précieux « des eaux d'Aix ; on en tire d'heureux effets dans « beaucoup de maladies. M. Domenget aura rendu « un véritable service à l'art de guérir, en les fai- « sant connaître au monde médical. »

MM. les docteurs Gensoul, Bonnet, Barrier, Grommier, Perouse et autres notabilités médicales de Lyon, conseillent fréquemment les eaux de Challes, qu'ils considèrent comme un agent modificateur très puissant de l'organisme ; ils les prescrivent particulièrement dans les scrofules et dans toutes les affections chroniques du système lymphatique, dans les engorgements des ganglions, et aussi dans les maladies des os, tumeurs blanches avec ulcération et carie.

Le *Guide pratique aux principales eaux minérales*, par le docteur Constantin James, publié en 1851, page 386, et son *Appendice*, p. 6, indiquent les eaux de Challes comme « employées avec succès dans les affections glanduleuses, le goître, les scrofules et les accidents tertiaires de la syphilis. » On y lit encore :

« La proportion de brôme et d'iode que ces eaux contiennent, jointe à la quantité considérable de sulfure de sodium, rend parfaitement compte de l'action qu'elles exercent sur l'économie. »

La société de géologie de France a visité les sources de Challes lors de sa session tenue à Chambéry

2

en août 1844 ; elle était alors présidée par le savant professeur de minéralogie de Turin, M. le chevalier et docteur Sismonda. M. Alphonse Dupasquier, de Lyon, l'habile chimiste dont nous avons eu, depuis, à déplorer la mort prématurée, démontra dans cette circonstance, au moyen du sulfhydromètre de son ingénieuse invention, que l'eau de Challes surpasse en principe sulfureux toutes les eaux de ce genre.

On lit à la page 170 d'un ouvrage remarquable imprimé en 1853, et ayant pour titre : *Précis théorique et pratique sur les Diathèses*, par P. Baumès, docteur-médecin et ancien chirurgien en chef de l'hospice de l'Antiquaille de Lyon :

« Il faut reconnaître que l'iode jouit de l'efficacité la plus spécialement remarquable contre la plupart des manifestations de la diathèse scrofuleuse. C'est pourquoi les eaux minérales renfermant de l'iode sont généralement utiles aux scrofuleux. La présence du soufre uni à l'iode et aussi au brôme dans quelques-unes de ces eaux, n'enlève rien, au contraire, à la vertu de ces deux dernières substances. L'une des plus efficaces que je connaisse sous ce rapport, quand les voies gastriques sont saines, c'est l'eau minérale froide de Challes en Savoie, près Chambéry....... »

Malgré l'opinion de cet habile confrère, je puis affirmer qu'un grand nombre d'affections des voies digestives, telles que gastro-entérite chronique, diarrhée, névralgie, etc., ont été guéries par l'emploi de ces eaux prises à l'intérieur à doses graduées. En voici un exemple bien remarquable. M. Quétand, chevalier de l'ordre des SS. Maurice et Lazare, notre honorable compatriote et l'un des avocats les plus distingués du barreau de Paris, a été ainsi guéri d'une diarrhée qui s'était montrée rebelle à tous les traitements tentés sous l'habile direction de quelques-uns des praticiens les plus renommés de Paris. Cette maladie avait pour cause présumée la métastase d'un principe goutteux sur les intestins, M. Quétand désespérait de sa guérison, lorsqu'un ami lui conseilla d'essayer les eaux de Challes. Il les commença à petites doses ; elles furent facilement supportées et elles procurèrent un prompt soulagement. En quelques semaines, la diarrhée avait disparu, et M. Quétand eut bientôt recouvré son ancienne et robuste santé, qui s'est bien maintenue depuis cette époque. Mes honorables et savants confrères de Turin n'ont pas été les derniers à apprécier les eaux de Challes et à les conseiller à de nombreux malades. Je citerai entre autres, avec plaisir et gratitude, des noms justement illustres : M. le commandeur Riberi, sénateur du royaume, premier médecin du roi et de la famille royale ; M. le chevalier Bonino, médecin en chef de l'armée ; MM. les chevaliers et professeurs Griffa, Bertini ; M. le chevalier Battaglia, ancien médecin de S. M. Charles-Albert, etc., etc.

Sur l'invitation bienveillante de M. le ministre de l'intérieur, M. le chevalier et professeur Abbene s'est occupé avec beaucoup d'intérêt de l'analyse des eaux de Challes peu après leur découverte. Le travail de ce chimiste distingué a été publié en 1841, dans le journal de l'Académie royale médico-chirurgicale de Turin.

Mes confrères de Savoie se sont également empressés de soumettre les eaux de Challes à leurs savantes investigations ; parmi ceux qui en ont obtenu le plus de succès, je puis citer, à Chambéry, MM. les docteurs Michaud, Besson, Carret, Cessens, Chevallay, Furno, Jarrin, Gassilloud, Gotteland, Guilland, Mollard, Perrotino, Revel, etc., à qui j'adresse ici mes remerciements bien sincères pour la part qu'ils ont prise à la réputation de ces eaux.

Cette foule imposante de noms et de suffrages, M. le directeur, me donne, je crois, le droit d'être étonné, quand je vois aujourd'hui un médecin savoisien, M. le docteur Davat, qui occupait, l'année dernière, le fauteuil de la présidence de la commission médicale d'Aix, s'efforcer de jeter de la défaveur sur les eaux de Challes, en torturant, pour ainsi dire, leur composition chimique, et en les assimilant à d'autres eaux sulfureuses dont la nature est loin d'être identique. Mon étonnement n'a fait que s'accroître quand je l'ai vu, après avoir dénaturé les résultats de l'analyse qui a été faite des eaux de Challes, se livrer à des considérations qui ne sauraient s'expliquer autrement que par un esprit de négligence et de légèreté véritablement inconcevable.

Le reproche de légèreté est ici si bien mérité, que mon honorable confrère en a reconnu lui-même d'avance la justesse dans les lignes suivantes qui sont en tête de l'appendice du *Compte-rendu de la saison des eaux thermales d'Aix*, qu'il a dû rédiger en sa qualité de président de la commission de ces eaux, et qui précèdent immédiatement le jugement si partial et si erroné qu'il porte sur les eaux de Challes :

Avant de terminer ce rapport fait à la hâte, dit-il, j'éprouve le besoin de recourir à la bienveillance des lecteurs pour en excuser les imperfections et *la légèreté*, surtout à l'endroit des indications qui me restent à fournir sur les eaux de Marlioz, de Challes, de Coëse, de St-Simon et de la Boisse.

Il est certain que si quelque chose pouvait faire pardonner la légèreté à un médecin, rien ne serait plus propre à disposer à l'indulgence que l'aveu naïf de mon honorable confrère. Mais ce dernier, en parlant ainsi, a-t-il bien réfléchi à la nature et à l'importance de l'art qu'il exerce ? Prétend-il qu'il soit permis à un médecin, c'est-à-dire à celui qui est appelé à chaque instant, comme arbitre de vie ou de mort, d'être léger et superficiel au même titre que les autres hommes ? Est-il nécessaire de faire voir combien ce principe admis entraînerait de graves conséquences, puisqu'il pourrait avoir pour résultat de compromettre, non-seulement la considération de la personne entachée de ce défaut, mais encore la sûreté de ceux qui se sont confiés à ses soins ?

Je ne m'attacherai donc pas à démontrer ce que tout le monde sait très bien ou comprend instinctivement, mais je me bornerai à faire voir l'injustice, je dirai mieux, l'absurdité des critiques que M. Davat s'est permises, et qui étaient de nature à causer aux eaux de Challes un préjudice réel.... si, en vérité, leur manque absolu de tout fondement ne rendait ma tâche de défenseur aussi rapide qu'aisée.

J'ai dit que ces critiques étaient injustes. Je vais le démontrer de façon à convaincre, je l'espère, les plus difficiles.

Voici d'abord en quels termes M. Davat parle des eaux de Challes.

Cette eau minérale est, de toutes les sources de cette nature, la plus chargée d'hydrogène, de *sulfure*, de sulfure de sodium, d'iodure, de bromure de potassium, de magnésie, etc. Elle *semblerait*, par suite de l'analyse de M. Henry, apporter à nos thermes des éléments minéraux primitifs que M. Bonjean n'aurait pas trouvés dans nos sources. *Si l'analyse chimique pouvait être contestée*, ce qui ne me paraît pas vraisemblable, l'analyse pratique confirmerait que réellement cette source à propriétés puissantes, énergiques, procure, par son application en bain (1), de très bons effets dans une foule d'affections squammeuses, et, par son *application* en boisson, de notables modifications constitutionnelles, *quand l'estomac la supporte*.

Ici j'ai besoin d'avertir d'abord ceux qui me liront que les lignes qui précèdent sont bien extraites textuellement et sans fautes typographiques du *Compte-rendu* de M. Davat. En effet, ce sulfure indéterminé qui précède le sulfure de sodium doit faire profondément réfléchir ceux qui savent qu'un sulfure ne peut pas davantage exister seul qu'une tête d'homme, par exemple, sans un homme.

---

(1) Si M. Davat eût voulu être exact, il aurait dit ce qu'il savait très bien, qu'en versant seulement de six à huit bouteilles des eaux de Challes dans une baignoire remplie d'eau douce convenablement chauffée, on se procurait un bain plus sulfureux et plus iodé que celui préparé avec l'eau de soufre de l'établissement.

Mais cette erreur n'est pas la seule. Qu'on en juge par la comparaison des assertions de M. Davat, avec le tableau suivant du résumé de l'analyse des eaux de Challes, par M. Henry :

PRINCIPES VOLATILS.

Azote	traces légères.	

PRINCIPES FIXES.	GRAMMES.	
Chlorure de magnésium	1,0100	
Chlorure de sodium	0,0814	
Bromure de sodium évalué	0,0100	
Iodure de potassium	0,0099	
Sulfure de sodium	0,2950	Sel cristallisé. 0,901
Carbonate de soude anhydre	0,1377	Id.. 0,342
Sulfate de soude anhydre } Sulfate de chaux }	0,0730	Id.. 0,1620
Silicate de soude	0,0410	
Carbonate de chaux	0,0430	} Tous les trois primitivement à l'état de bicarbonates,
Carbonate de magnésie	0,0300	
Carbonate de strontiane	0,0100	
Phosphate d'alumine et de chaux } Silicate d'alumine et de chaux }	0,9580	
Sulfure de fer et de manganèse	0,0015	
Glairine rudimentaire (Matière organique azotée)	0,0221	
Soude libre		sensible.
Perte	0,0325	
TOTAL	0,855	

On voit par-là que, dans les eaux de Challes, il n'y a pas du bromure de potassium, mais bien du bromure de sodium. Il n'y a pas davantage de bromure de magnésie. Si ce sel y existait, il serait à l'état de bromure de *magnesium*. Vraiment, il ne faut pas posséder les premiers éléments des sciences chimiques pour dénaturer ainsi des faits acquis dans un exposé qui devait être au moins exact et sérieux.

Que dirai-je maintenant de cet hydrogène, (hydrogène libre sans doute, car autrement la phrase de M. Davat n'aurait plus de sens), que notre confrère nous montre dans les eaux de Challes ? Pour le coup, la légèreté dépasse toutes les bornes, car elle aura certainement pour effet d'éveiller dans le monde savant une surprise profonde, attendu que l'hydrogène libre n'a pas été, que je sache, signalé encore dans aucune eau minérale. Et c'est un fait d'une telle importance que notre honorable confrère signale avec autant d'indifférence ! En vérité, c'est à ne pas y croire ! Que nous serions embarassés sans le prévoyant aveu qui se trouve dans les lignes que j'ai citées plus haut !

Après cette manifestation d'étonnement qu'on me pardonnera en raison des énormités scientifiques qui l'ont produite, je vais établir par des faits et des témoignages dont nul ne contestera la portée, l'ignorance montrée par mon honorable collègue en cette circonstance.

L'analyse des eaux de Challes a été essayée par un grand nombre de savants chimistes, nationaux et étrangers. Mais il était réservé à M. Henry de la faire avec cette précision et cette science qui le distinguent. Elle a été faite par lui, en sa qualité de chef des travaux chimiques de l'Académie impériale de médecine de France, au nom de cet illustre corps savant, et sur l'invitation de M. Cunin-Gridaine, ministre de l'agriculture et du commerce. Ce docte et consciencieux travail, dont le tableau ci-dessus est le résumé, est inattaquable sous tous les rapports ; aussi n'ai-je pas été médiocrement surpris de trouver à son adresse dans le *Compte-rendu* une insinuation à laquelle personne certes ne s'attendait, et dont on ne sait s'il faut attribuer le caractère terne et indécis à ce défaut contre lequel l'auteur a pris soin de nous prévenir en commençant, ou bien comme plusieurs personnes l'ont cru, à un autre motif qui s'expliquerait, sinon par sa nature même, au moins par son but.

A mon avis, il n'est permis de révoquer en doute l'exactitude d'une analyse, d'un travail quelconque, que si l'on apporte à l'appui de ce doute des observations qui le justifient ou du moins l'expliquent.

Ici, rien de tout cela. M. Davat pense-t-il que l'autorité de son nom puisse suffire à infirmer celle des travaux de M. Henry? Comment le plus vulgaire sentiment de convenances n'a-t-il pas retenu sur ses lèvres un doute gratuit, qui était injurieux à la fois pour deux de ses confrères!

Avant de passer à l'examen de la principale erreur qui termine les appréciations du *Compte-rendu* sur les eaux de Challes, celle qui semble comme le bouquet de la fête, je dois citer ce qui suit relativement aux eaux de Marlioz. Je lis donc dans le *Compte-rendu*, immédiatement après ce qui concerne les eaux de Challes :

Eau de Marlioz. — Eau de Challes amoindrie au 50 pour cent. Cette source a pourtant sa valeur. Administrée dans les mêmes circonstances que la précédente, elle est mieux acceptée par les voies digestives.

Ces assertions ne sont pas seulement inexactes ; elles sont complétement fausses. Vous allez le comprendre, M. Davat.

En premier lieu, les eaux de Challes ne sont pas seulement deux fois, mais bien six fois plus sulfureuses que les eaux de Marlioz. Si l'auteur du *Compte-rendu* avait pris la peine de consulter dans sa bibliothèque l'analyse des eaux de Marlioz par M. Bonjean, l'un des élèves de mes cours de chimie, les plus distingués, et que ses nombreux travaux ont fait nommer commandeur et chevalier de plusieurs ordres, il y aurait vu que cet habile chimiste, dont les travaux consciencieux n'ont jamais éprouvé de contradiction fondée, n'a assigné aux eaux de Marlioz que 30 degrés de sulfuration, tandis qu'après un grand nombre d'expériences faites sur les lieux, il a toujours reconnu aux eaux de Challes 180 degrés et plus de sulfuration. Les eaux de Marlioz, on le voit déjà, ne sont pas sous le rapport de leur sulfuration les eaux de Challes *amoindries au 50 pour cent.*

Mais ce n'est pas là le seul reproche qu'on puisse adresser à l'auteur du *Compte-rendu*. Il suffit de jeter un coup d'œil sur les résultats des diverses analyses qui ont été faites des eaux de Marlioz pour voir que leur élément de sulfuration est dû à l'acide sulphydrique *libre* et à un sulfure dont la nature et la quantité ne me paraissent pas même avoir été encore chimiquement déterminées, comme il ressort des lignes suivantes extraites de l'analyse des eaux de Marlioz (voir page 86) : « Connaissant la quantité d'aci-« de sulfhydrique trouvé dans ces dernières expé-« riences, rien n'est si facile que d'établir celle du « sulfure, en *supposant* celui-ci à l'état de sulfure de « sodium, état sous lequel il existe le plus souvent « dans les eaux sulfureuses. »

Dans les eaux de Challes, on ne saurait découvrir un seul atome d'acide sulfhydrique libre. Tout le principe de sulfuration s'y trouve à l'état de monosulfure de sodium parfaitement pur et en quantité incomparablement plus grande que dans les eaux de Marlioz, et dans toutes les eaux minérales sulfureuses connues.

Les analyses les plus récentes ont démontré que les eaux de Challes étaient trente fois plus sulfureuses que les Eaux-Bonnes des Pyrénées, vingt-deux fois plus que les eaux de Cauterets, et seize fois plus que les eaux de Baréges. Comme les eaux de Challes, toutes ces eaux sont, il est vrai, minéralisées par un monosulfure; mais il n'est pas constaté que, chez elles, celui-ci soit pur et exempt de la présence d'une quantité plus ou moins considérable d'acide sulfhydrique libre.

Les eaux de Challes diffèrent aussi essentiellement des eaux d'Enghien, près Paris, ainsi qu'il résulte de la brochure publiée en 1843 par M. le pharmacien Bonjean sur les premières. Alors, un médecin étranger, qui était, du reste, fort excusable, parce qu'à cette époque les eaux de Challes étaient peu connues, et parce qu'il n'avait pas, sans doute, dans sa bibliothèque tous les documents que j'ai publiés depuis, et qne possède à coup sûr M. Davat, ayant établi une comparaison entre les eaux des deux sources, M. Bonjean écrivit à ce sujet les observations suivantes :

« Les eaux d'Enghien doivent être considérées comme *eaux sulfureuses accidentelles*, formées par la décomposition du sulfate de chaux qu'elles renferment. Le soufre y est combiné au calcium, à l'état de sulfure, et on n'y trouve ni iode, ni brome, ni glairine. Les eaux de Challes, au contraire, appartiennent à la classe des *eaux sulfureuses naturelles;* le principe sulfureux y est beaucoup plus abondant que dans les eaux d'Enghien, et il y existe à l'état de sulfure neutre de sodium. Ces eaux contiennent en outre de l'iode, du brome et de la glairine (barégine), qui les rend douces, onctueuses et amies des tissus organiques de la peau et des membranes muqueuses.

Sous le rapport médical, les eaux de Challes possèdent donc incontestablement une grande supériorité sur celles d'Enghien; le sulfure de sodium qui les minéralise est le plus puissant moyen curatif des maladies de la peau. Ce sulfure, uni aux carbonates, à l'iodure et au bromure alcalins, exerce sur l'organisme des effets vraiment remarquables; il augmente l'action vitale en défaut chez les enfants faibles et lymphatiques, et fait ainsi disparaître cette faiblesse, qui est la cause génératrice de toutes les affections strumeuses.

J'arrive maintenant à l'insinuation la plus grave du *Compte-rendu,* celle qui tend à faire croire que l'estomac ne supporte pas facilement les eaux de Challes. Les témoignages unanimes que j'ai reçus de la plupart de mes confrères prouvent directement le contraire. Dernièrement encore, l'un des praticiens les plus distingués de Lyon, M. le docteur Gilibert, qui, depuis plusieurs années, conseille fréquemment les eaux de Challes et celles si faibles des Eaux-Bonnes, m'autorisait à dire que les premières étaient supportées à l'intérieur tout aussi bien que les dernières.

Toutes les communications qui me sont parvenues ou qui ont été publiées sur l'usage des eaux de Challes contiennent des affirmations de la même nature. La plupart attribuent avec raison cette innocuité à la présence du monosulfure de sodium parfaitement pur qu'elles renferment, et qui se rencontre rarement dans les autres eaux minérales. Je me propose de réunir plus tard ces communications en une brochure qui, je l'espère, aura pour effet de finir de convaincre M. Davat de la légèreté avec laquelle il a parlé de ces eaux. En attendant, contre l'insinuation d'autant plus inconcevable qu'elle est dénuée de toutes preuves à l'appui, qui termine le paragraphe consacré aux eaux de Challes, il me suffira, je crois, en outre des faits que je citerai tout-à-l'heure, de faire appel à tous les praticiens éclairés de la Savoie et de la France, où les eaux de Challes jouissent aujourd'hui d'une grande renommée.

Du reste, je me suis plu récemment à reconnaître que cette opinion était partagée par l'auteur du savant et impartial rapport fait à la société de médecine de Chambéry sur la collection des eaux minérales de Savoie envoyée à l'exposition de Paris. Ce travail consciencieux, qui fait honneur au talent bien connu de M. le pharmacien Calloud, a reçu une éclatante publicité, puisqu'il a été imprimé à plusieurs milliers d'exemplaires, ensuite des suffrages unanimes de la société médicale. Il a été adressé à un grand nombre de corps savants de nos Etats et de l'étranger. Il suffirait à lui seul pour réparer les torts qu'ont pu faire aux eaux de Challes les allégations inexactes de l'ex-président de la commission médicale d'Aix, et pour rétablir la vérité sur leur composition chimique.

On me pardonnera donc cette nouvelle citation à cause de son importance :

« Les eaux sulfureuses, sulfhydratées, alcalines, iodurées et bromurées de Challes, jouissent de la réputation la plus méritée sous le double rapport de leur minéralisation et de leur haute valeur thérapeutique, car ce sont les plus riches eaux minérales connues pour la sulfuration et l'ioduration. Elles sont un véritable phénomène par la forte proportion de leur principe sulfureux. L'analyse de M. Ossian Henry, faite en juillet 1842, accuse par 1,000 grammes d'eau de Challes 30 centigrammes de sulfure de sodium sec, soit 92 centigrammes du sulfure sodique hydraté (sulfhydrate de soude), proportion qui dépasse considérablement celle trouvée dans les remarquables eaux sulfureuses des Pyrénées, les plus douées en sulfure de sodium.

« Une captation nouvelle d'un des filets d'eau qui alimentent la source de Challes, amène maintenant une eau plus riche encore, qui donne un dosage chimique de 55 centigrammes de sulfure sodique sec par 1,000 grammes d'eau (1).

« Cette évaluation est prise par précipitation, elle correspond exactement à 180° du sulfhydromètre de Dupasquier, qui marque à l'eau de Challes jusqu'à 186° sulfhydrométriques. Un litre d'eau de Challes absorbe maintenant 1,829 d'iode, d'où il résulte une abondante précipitation de soufre blanc qui transforme l'eau en véritable lait de soufre hydriodaté (2).

« Il ne peut guère se trouver d'expressions pour caractériser la richesse des eaux de Challes, quand on les compare aux autres eaux sulfureuses naturelles connues. La disproportion qui existe entre elles et ces dernières est si frappante, qu'elle étonne ceux qui sont familiarisés avec la connaissance du titre de sulfuration ordinaire des eaux sulfureuses pyrénéennes qu'on avait placées jusqu'ici au premier rang, à raison de leur minéralisation par un sulfure alcalin. On est si habitué à ne voir que des titres sulfhydrométriques entre 4° et 24°, démarquant le *minimum* et le *maximum* de sulfuration observés dans ces eaux, qu'on doit s'étonner sans peine quand on représente le titre moyen de sulfuration des eaux de Challes, *préalablement désalcalisées*, à 180°. On en douterait même à la relation, si le chimiste ne venait attester la richesse pro-

(1) L'accroissement en sulfure de sodium survenu dans la source de Challes, vient de ce que les eaux ont été, par des travaux récents, aménagées avec grands soins. Depuis la communication de ce rapport, j'ai fait une nouvelle vérification de dosage chimique du sulfure de sodium, à la source même, qui a été évalué à 559 milligrammes par 1,000 grammes d'eau. La vérification a été répétée pendant et après d'abondantes pluies ; le résultat s'est trouvé constant.

(2) La thérapeutique pourra tirer de ces faits une utilisation nouvelle de l'eau de Challes pour les tempéraments lymphatiques qui, par suite d'une idiosyncrasie, supporteraient difficilement l'impression du soufre à l'état de sulfide hydrique, et dans les cas particuliers de diathèse scrofuleuse où la médication devra être surtout iodurée. Par cet artifice thérapeutique, on introduirait un peu plus de 2 grammes d'iodure de sodium dans un litre d'eau de Challes, par suite de la transformation du sulfure sodique en iodure.

On voit par les chiffres ci-dessus qu'il existe une légère différence dans la proportion de sulfure sodique des eaux évaluée par dosage chimique et par le sulfhydromètre de Dupasquier ; elle tient peut-être à la présence des alcalis qui absorbent un peu d'iode. Cependant, je dois faire observer qu'il ne se manifeste pas de dégagement d'acide carbonique du carbonate alcalin pendant l'épreuve sulfhydrométrique ; une épreuve récente me l'a confirmé.

digieuse des eaux de Challes en sulfure sodique, la balance à la main, et préciser la différence entre ces dernières et les eaux sulfureuses pyrénéennes les plus renommées, dans ces proportions :

Les eaux de	Bonnes	aux eaux de	Challes sont comme	1 à 30
—	Cauterets	—	—	1 à 22
—	Barréges	—	—	1 à 16
—	Labassère	—	—	1 à 12
—	Luchon (Reine)	—	—	1 à 11
—	Cadéac	—	—	1 à 7

« Malgré leur haut degré de sulfuration, *les eaux de Challes sont très bien supportées par l'estomac,* ce qui tient à la parfaite neutralité du sulfure de sodium et sans doute aussi à leur minéralisation alcaline, laquelle dispose, au sein de l'économie, une prompte combustion du sulfure sodique en le transformant en hyposulfite et en sulfate, formes sous lesquelles il est ensuite charrié dans la circulation.

« L'élément de sulfuration des eaux de Challes est dû simplement au monosulfure de sodium ; elles ne donnent point de dégagement immédiat d'acide sufhydrique, aussi elles sont dépourvues d'odeur hépatique prises à leur source. Elles sont limpides, incolores et douées d'une amertume caractéristique du sulfhydrate de soude. Elles ne tiennent pas en solution du gaz acide carbonique, ni de l'acide silicique libre, ni de l'oxygène, ce qui les maintient dans une condition fort avantageuse de conservation chimique et ce qui garantit au soufre ou à l'acide sulfhydrique combiné la plus grande stabilité possible d'une combinaison autrement si instable. Elles sont aussi alcalisées par le carbonate et par le silicate sodique ; elles sont, de plus, chlorurées et considérablement iodurées et bromurées. C'est bien là une minéralisation privilégiée, et nous devons à notre honoré collègue, M. le docteur Domenget, des félicitations sur la découverte de cette source précieuse, à laquelle son nom est désormais attaché, et sur ses efforts persévérants qui ont amené ces eaux bienfaisantes aux meilleures conditions minéralogiques pour le plus grand bénéfice de l'humanité (1).

(1) Les eaux sourdent immédiatement d'un banc de roc, affleurant le sol, à calcaire marneux, bitumeux, appartenant à l'oxford-clay. Elles sont reçues dans plusieurs réservoirs creusés dans le roc même, et, par luxe de précaution contre toute infiltration étrangère, les parois ont été murées en briques enduites de ciment hydraulique de Grenoble. Le déversement des eaux dans les réservoirs successifs, comme pour le débit et l'embouteillage, a lieu au moyen de tubes de verre, sans secousse, sans jet, à l'abri de toute aération. Rien n'a été négligé par le docteur Domenget, pour assurer la protection de ces eaux précieuses, dont des observations cliniques nombreuses ont mentionné l'efficacité dans une foule de cas.

« Une circonstance qui ajoute à l'utilité des eaux de Challes et les rend particulièrement exploitables, c'est leur facile accès, c'est leur proximité du chemin de fer actuellement en construction qui les met à une très faible distance d'Aix et de Chambéry. On a calculé qu'en mélangeant une faible quantité des eaux fortement sulfhydratées de Challes aux eaux simplement sulfhydriquées d'Aix, pour le service des bains, on rendrait celles-ci dans les meilleures conditions des eaux des Pyrénées les plus actives. A ce compte, 6 à 8 litres d'eau de Challes versés dans un bain d'eau de soufre d'Aix, le rendraient aussi sulfureux qu'un bain de la plus sulfureuse des eaux de Bagnères-de-Luchon. L'avantage de se procurer aisément des eaux de Challes, au gré des indications médicales, pour des besoins spéciaux de concentration sulfureuse dans les bains d'eaux d'Aix, et d'une manière naturelle, acquerra encore à ces dernières un autre prix. De même, ce sera un moyen d'utiliser largement, dans le service externe, les eaux de Challes jusqu'ici plus spécialement employées en boisson. »

Il me reste encore un reproche à adresser à M. Davat. Les eaux de Marlioz que je ne prétends point déprécier, mais seulement mettre à leur place, d'après les termes de leur composition chimique, diffèrent encore considérablement des eaux de Challes par la proportion des éléments iodés et bromés qu'elles renferment. Ces éléments ont pu être *pondérablement* dosés dans les eaux de Challes, tandis qu'il est loin d'en avoir été de même dans les eaux de Marlioz, à raison de leur proportion minime, presque homœopathique. (Voir à ce sujet l'intéressant opuscule de M. Bonjean, déjà cité, qui a pour titre : *Recherches chimiques physiologiques et médicales sur les eaux de Challes*. Chambéry 1843.)

M. Bonjean ne s'est pas contenté d'expérimenter les eaux de Challes chimiquement ; il en a fait des essais sur lui-même, pendant quatre mois consécutifs, m'a-t-il dit. Il a pu en boire sans être fatigué jusqu'à un litre dans l'espace d'une à deux heures. M. Bonjean n'est pas d'une forte constitution et cependant son estomac les a facilement supportées. Je citerai plus bas d'autres faits de la même nature, bien que

(1) M. le pharmacien Bonjean avait depuis longtemps signalé cette substance dans les mêmes eaux.

celui-ci fût suffisant à lui seul pour mettre à néant l'une des insinuations les plus hasardées du *Compte-rendu*, celle qui tend à faire croire que les eaux de Challes sont moins facilement *acceptées par les voies digestives*, selon les expressions de M. Davat, que les eaux de Marlioz, tandis que c'est généralement le contraire qui a lieu. J'ajoute que cela s'explique parfaitement si l'on considère la composition chimique de ces deux eaux minérales : la présence simultanée du soufre chez toutes deux est le seul rapport commun qui existe entre elles ; mais cette substance se trouve dans des conditions infiniment plus favorables dans les eaux de Challes que dans les eaux de Marlioz, pour leur emploi interne et externe.

M. le docteur et professeur Chatin a aussi analysé les eaux de Challes, mais seulement pour y reconnaître et titrer l'iode, et cela lors de ses savantes recherches faites en Savoie en 1851, à l'occasion de la grande question des causes du goître et du crétinisme. On ne lira pas sans intérêt l'extrait suivant d'une lettre qu'il m'a écrite à ce sujet, le 12 octobre 1851, peu de temps après son retour à Paris :

« J'ai examiné les eaux minérales des pays que j'ai visités.

« Celle de Challes est toujours la plus iodurée comme la plus sulfureuse. Pour elle, je me suis rencontré à peu près avec M. O. Henry qui y a admis 0,0099 d'iodure (près d'un centigramme par litre.) Et ce résultat mérite d'autant mieux d'être noté que les eaux minérales dans lesquelles la présence de l'iode avait été constatée, ayant été titrées en général trop haut, mon analyse conduisait à y effectuer des réductions. Votre eau contient réellement de 9 à 10 milligrammes d'iodure et c'est vraiment extraordinaire, comparativement à la plupart des autres eaux minérales. Il y a des médecins qui trouveront sans doute que c'est encore bien peu, mais c'est là un vieux préjugé qui s'en va chaque jour, à Paris du moins.

« Les eaux sulfureuses de l'établissement thermal d'Aix ne contiennent que 1/300 de milligramme d'iodure (1). »

Je ne doute pas que ces réflexions, écrites d'une plume rapide, mais avec mesure et discernement, et non avec cette légèreté que confesse l'auteur du *Compte-rendu*, n'aient pour résultat de mieux éclairer ce dernier et de le pénétrer de l'importance d'une étude sérieuse et d'un jugement bien mûri avant de livrer au public ses appréciations personnelles. Je me sers à dessein de ce mot, parce qu'il ne paraît pas que les opinions de M. Davat sur les eaux de Challes soient partagées par ses doctes et honorables confrères d'Aix. L'emploi fréquent que tous font des eaux de Challes indique assez qu'ils n'ont qu'à se louer de son efficacité. C'est du reste ce qui résulte d'un rapport du corps médical d'Aix, dont M. Davat lui-même faisait partie, et qui m'a été adressé à la date du 9 mai 1854. En voici le texte :

« Monsieur et très honoré confrère,

« La commission médicale des eaux d'Aix, réunie aux personnes de MM. Davat, Blanc, Veyrat, Guilland, Bertier, Vidal et Gaillard, ayant cru convenable de faire une réponse collective à la communication que vous avez bien voulu adresser à chacun de ses membres, relativement aux eaux de Challes, vous transmet le résumé de ses observations.

« Les médecins d'Aix font un très grand emploi des eaux de Challes, concurremment avec leurs eaux thermales, et chacun d'eux a été à même d'apprécier cette combinaison.

« Des expériences multipliées leur ont en effet démontré que l'association des eaux de Challes avec celles d'Aix forme le traitement sulfhydro-thermo-thérapique le plus complet qu'il soit possible de désirer.

« Ces deux eaux se complètent l'une l'autre. Les eaux de Challes augmentent la sulfuration des eaux d'Aix. Ces dernières donnent aux premières la chaleur qui leur manque, et cela sans qu'il s'opère la moindre décomposition ni la moidre altération dans leurs principes. On peut donc dire sans exagération que les eaux de Challes sont plus actives à Aix qu'à leur source même.

« C'est principalement dans les affections lymphatiques et scrofuleuses que les médecins d'Aix prescrivent avec succès l'eau de Challes; dans les affections vénériennes rebelles, ou celles résultant de l'abus du mercure; dans les engorgements glanduleux internes ou externes; les caries, les vieux ulcères, les affections de la peau, etc.

« Telles sont, Monsieur, les observations que j'ai été chargé de vous transmettre.

« J'ai l'honneur d'être, avec une considération distinguée, votre dévoué serviteur et confrère.

« *Le secrétaire de la commisson*,

« Dr C. GAILLARD. »

L'opinion collective formulée dans le rapport qui précède acquiert, s'il est possible, plus d'importance encore par la lettre suivante, en date du 11 mai 1854, de M. le baron Constant Despine, médecin-inspecteur honoraire de l'établissement thermal d'Aix en Savoie, chevalier des SS. Maurice et Lazare, et auteur de publications utiles destinées au baigneur :

« Monsieur et très honoré confrère,

« En réponse à la demande que vous m'avez adressée relativement à l'emploi de l'eau sulfureuse, iodurée et bromurée de Challes, je vous dirai que je n'ai jamais employé l'eau de Challes seule, mais toujours combinée avec les eaux thermales d'Aix.

« Le temps me manque pour vous donner des détails sur les cas très nombreux où j'ai fait usage de ce genre de traitement. Ce que je puis cependant vous affirmer, c'est que cette médication mixte m'a constamment paru supérieure à celle des eaux d'Aix employées isolément dans les maladies chroniques de la peau. Les dermatoses à forme impétigineuse et à forme squameuse en ont retiré le plus grand avantage.

« Je pourrais citer plusieurs cas de *psoriasis*, de *lepra vulgaris* et même d'ichtyose, qui se sont considérablement amendés sous l'influence de la médication précitée.

« Les maladies des follicules sébacés, tels que l'acné du visage, ordinairement si rebelle, sont singulièrement améliorées par l'usage de l'eau de Challes combinée avec les bains de vapeur et la douche révulsive d'Aix. Mon opinion est que la matière végéto-animale ou barégine, qui existe dans l'eau sulfureuse d'Aix, et se retrouve dans les vapeurs de cette eau, où elle est mécaniquement entraînée (fait que je ne crois pas avoir encore été signalé), n'est pas sans importance dans les effets obtenus.

« Je m'en suis parfaitement trouvé encore pour deux cas de maladie fort rare dans nos climats, appartenant aux affections éléphantiaques : l'un d'eux est figuré en cire au Musée pathologique que j'ai créé dans l'établissement thermal d'Aix.

« Enfin, je n'ai qu'à me louer jusqu'ici de l'emploi des eaux de Challes prises intérieurement et extérieurement, jointes à l'action des douches, dans la carie des os et en général dans toutes les affections où il existe un vice rachitique ou strumeux.

« Je ne terminerai pas sans vous dire toute la satisfaction que j'éprouve d'apprendre que le Roi vient de récompenser vos mérites en vous attachant à sa personne.

« Délivré désormais de toute entrave, vous donnerez ainsi une nouvelle impulsion à l'eau de Challes, et avec les lumières, le talent et l'amour du pays qui vous dirigent, vous ajouterez un fleuron de plus à la réputation de nos Naïades savoisiennes.

« Veuillez agréer, Monsieur et savant confrère, l'expression de mes sentiments très distingués.

« C. DESPINE. »

Qu'on me permette encore de reproduire ici une observation d'un des collègues de M. Davat, que j'ai déjà publiée dans mes précédentes notices. Elle est de M. le chevalier Veyrat, et non-seulement elle prouve l'efficacité des eaux de Challes, mais encore elle concorde merveilleusement avec ce que dit le rapport de M. Calloud sur la facilité avec laquelle l'eau de Challes est supportée par l'estomac, puisqu'une jeune demoiselle, de santé délicate, a pu, pendant près d'un mois, en boire environ un litre par jour. Mais je laisse parler mon confrère:

« Une jeune et belle demoiselle française, âgée de 17 ans, appartenant à une famille distinguée, était affligée d'une maladie de la bouche, qui lui enlevait tout le mérite de ses charmes : c'était une stomatite chronique, qui avait eu pour cause l'administration imprudente de trop fortes doses de calomel (protochlorure de mercure). Une salivation abondante, avec boursoufflement et induration des gencives, fut la triste conséquence de ce remède, auquel on a reproché justement d'avoir fait un grand nombre de victimes, notamment avant que l'on connût la manière de l'obtenir parfaitement préparé.

« Depuis dix-huit mois, la jeune personne avait les dents recouvertes par les gencives, qui étaient douloureuses et sécrétaient une humeur légèrement fétide. De plus, elle était atteinte d'une gastrite chronique qu'inutilement on avait cherché à combattre. C'est dans ce triste état que cette jeune personne me fut confiée, et je pensai que le moyen qui pouvait offrir à l'infortunée malade le plus de chances de guérison, était les eaux de Challes. Mes prévisions ne furent pas en défaut : les eaux furent administrées à la dose d'abord d'un demi-verre trois fois le jour; elles ne causèrent aucun malaise. *Après peu de jours, cette dose fut doublée, puis portée à un litre par jour*. Après un mois de traitement, la malade était guérie parfaitement de sa double affection, savoir : de sa gastrite et de la stomatite, les gencives étant rentrées dans leur état normal.»

Je dirai, en outre, pour mieux constater l'isolement de l'auteur du *Compte-rendu*, que MM. Veyrat et Despine ne sont pas les seuls de mes confrères d'Aix qui aient cité avec éloges les eaux de Challes. MM. les docteurs Bertier et Guilland en ont parlé dans le même sens dans d'intéressantes notices. M. Vidal, mon habile et judicieux confrère, s'exprime ainsi à ce sujet;

« L'eau de Challes est un moyen très puissant à ajouter aux eaux d'Aix dans un grand nombre d'affections, et le praticien qui aura la prétention de guérir, en fera un fréquent usage. »

Plus bas il dit encore :

« Nous sommes partisan zélé des eaux de Challes; nous nous applaudissons chaque jour de les posséder; mais, admirateur réservé, nous les considérons seulement, jusqu'à plus parfaite connaissance (son très remarquable et utile travail a été publié en l'année 1851, et alors que toutes les propriétés médicales des eaux de Challes n'avaient pas encore été suffisamment expérimentées), comme le souverain remède contre la scrofule. Nous pourrions publier des guérisons d'engorgements glandulaires énormes et nombreux, obtenues en quelques mois à l'aide de ces eaux unies aux eaux d'Aix; des guérisons d'affections graves des os, d'affections cutanées, toujours de nature scrofuleuse. Un psoriasis de la face, ancien, intense, enté sur une constitution éminemment scrofuleuse, a disparu, il y a déjà trois ans, sans récidive, par l'usage de cent soixante verres d'eau de Challes, quarante étuves à la division thermale des bains d'Aix, dite l'*Enfer*, et vingt bains de piscine. Une jeune fille de dix-neuf à vingt ans, très lymphatique, a vu disparaître aussi, par la combinaison des mêmes moyens, une tumeur située au niveau de l'articulation iléo-fémorale gauche. Cette guérison nous paraît d'autant plus remarquable, que plusieurs praticiens éminents ont eu de grandes craintes sur la nature de cette tumeur. Notre collègue d'Aix, le docteur Blanc, les a aussi employées avec le plus grand succès dans les mêmes cas. »

Le docteur Vidal m'a, de plus, communiqué récemment qu'il employait les eaux de Challes avec beaucoup de succès pour combattre la leucorrhée. On sait combien cette maladie est commune chez les femmes qui habitent les villes et particulièrement les femmes du grand monde. La guérison de la leucorrhée chez les femmes et de la blennorrhée, même de la blennorrhagie sous-aigüe chez les hommes, par les eaux de Challes, suffirait à elle seule pour donner à ces eaux avec le temps une réputation européenne.

Le docteur Vidal les emploie en boisson, en injection et en bains : pour ces derniers il suffit de l'addition de quelques bouteilles seulement à l'eau sulfureuse de l'établissement thermal. M. le docteur Michaud les emploie de même chez les hommes. De plus il dit avoir obtenu, en peu de jours la cicatrisation complète de chancres primitifs. J'ai publié dans mes recueils plusieurs faits très remarquables de guérisons rapides d'ulcères syphilitiques, produits d'une infection générale (syphilis constitutionnelles), obtenues par ce moyen. Plus tard je ferai connaître d'autres faits plus remarquables encore que j'ai recueillis depuis. Ces guérisons ont été opérées après que toutes sortes de médications avaient été mises en pratique infructueusement. Parmi les médications employées je citerai seulement le sirop mercuriel de Boutigny, le Rob-Laffecteur, etc., etc., enfin les frictions avec l'onguent mercuriel portées jusqu'à la salivation. Qu'il me soit permis de dire en passant qu'on abuse souvent de ces frictions, ainsi que des sels iodurés, au grand préjudice des malades.

Maintenant, pour suppléer ici au silence de mes honorables confrères d'Aix sur l'usage des eaux de Challes employées sans aucune combinaison, je vais citer un fait dont on peut vérifier l'exactitude à Challes même. Il s'y trouve en ce moment un jeune cultivateur de 22 ans, nommé André Buttay, qui boit chaque jour, depuis le début de son traitement et sans la moindre fatigue, trois litres et plus d'eau de Challes. Ce malade est affligé d'une tumeur avec ulcère et carie profonde au pied gauche. Son seul pansement consiste dans l'application continue de compresses mouillées sur le membre atteint. Les eaux bues à si haute dose, loin d'apporter le moindre trouble dans les fonctions digestives du malade, ont eu pour résultat chez lui de développer l'appétit, de faciliter le sommeil et de diminuer la douleur du pied. La sonde ne peut déjà plus pénétrer à la même profondeur dans la plaie, et tout annonce une prochaine guérison.

Ce fait n'est pas le seul que je pourrais citer. Je tiens de mes honorables confrères de Chambéry qu'ils ont aussi en traitement quelques malades qui absorbent à l'intérieur les eaux de Challes en grande quantité, et cela sans dégoût, sans fatigue présente ou subséquente.

Les eaux de Challes sont même bien supportées par les enfants en bas-âge. Il est vrai qu'il faut ici employer des doses modérées ; mais cela n'a rien d'extraordinaire, M. Davat le comprendra. En voici un exemple :

Je connais en ce moment une petite fille de 10 ans qui boit chaque jour, sans répugnance et sans fatigue aucune, de quatre à cinq verres d'eau de Challes : trois le matin à jeun et un ou deux vers le soir, une heure avant son repos. Cette malheureuse enfant est affligée depuis plus de deux ans d'une triste complication de maux due au vice scrofuleux le plus prononcé. Avec le carreau (obstruction des glandes du mésentère), elle est affligée d'un large ulcère sur la joue droite et d'autres ulcères non moins larges et douloureux sur les épaules et les bras. Eh bien ! cette malade, qui fait usage depuis une quinzaine de jours seulement des eaux de Challes, n'est plus reconnaissable. Ces ulcères se cicatrisent avec une rapidité qui semble tenir du prodige. Son ventre, qui était très volumineux, diminue considérablement de jour en jour, et sa guérison non douteuse ne se fera pas attendre longtemps. Cette pauvre enfant appartient à un brave ouvrier de Chambéry, le nommé Pravert, de la rue St-Antoine, fabricant de bas au métier. Bon et tendre père, celui-ci avait fait les plus grands sacrifices pour guérir son enfant ; il m'a assuré qu'il avait dépensé en remèdes de pharmacie une somme considérable qui a achevé sa ruine. Mais tous ces remèdes ont été inutiles ; l'affection a été toujours progressant malgré eux. Un de mes honorables confrères a fini par conseiller les eaux de Challes. Il est à remarquer que, parmi les remèdes qui ont été administrés à cette malade, on trouve l'huile de foie de morue, si détestable pour les petits enfants, les préparations iodurées, les tisanes dépuratives de toutes espèces, le sirop de Portal, etc. (Avis à M. le docteur Davat.)

Voici un autre fait de guérison irrécusable en preuve de l'innocuité des eaux de Challes.

M. X., avocat de Turin et un des plus riches propriétaires du Piémont, était affligé depuis dix-huit mois d'une diarrhée des plus graves et des plus douloureuses. Ses médecins, parmi lesquels il faut compter les premières notabilités du royaume, croyaient que la cause de cette diarrhée rebelle à toutes sortes de médications était due au transport sur les intestins d'une humeur herpétique à laquelle M. X. était sujet depuis de longues années. Quoi qu'il en soit, tous les moyens tentés pour rappeler cette humeur à la peau avaient été inutiles. Le malheureux patient, torturé par les révulsifs de toutes sortes, avait vu ses maux se compliquer de furoncles et d'ulcérations succédant les uns aux autres pour ajouter à ses souffrances. Il avait perdu tout espoir de salut, et s'abondonnait à une mélancolie qui devenait de jour en jour plus profonde.. Ses forces s'affaiblissaient de plus en plus. Enfin, un commencement d'engorgement des membres inférieurs faisait présager une crise fatale et une hydropisie qui devait le conduire bientôt à sa perte certaine. C'est dans cet état qui semblait désespéré qu'il me fut adressé à Challes, l'année dernière. Sa faiblesse extrême le mit dans la nécessité de voyager à petites journées et de se reposer et séjourner dans la plupart des hôtels qui bordent la route. Arrivé dans celui de la *Grand'Maison*, en Maurienne, ses maux s'aggravèrent au point qu'il était presque décidé à rebrousser chemin, pour reporter ses os dans son pays. Heureusement cet accès de désespoir passa vite ; il m'envoya de l'endroit où il se trouvait un exprès, porteur d'une lettre de recommandation qui lui avait été donnée pour moi. En même temps il m'écrivit sa malheureuse position et me pria instamment d'aller le rejoindre pour lui dire si toute chance de salut n'était pas perdue pour lui, et s'il pouvait espérer sa guérison des eaux bienfaisantes de Challes. Deux jours après, le malade commençait son traitement en buvant aux sources mêmes. Il ne fallut pas un mois de ce breuvage, qui fut commencé à petites doses tout d'abord, pour supprimer complétement la diarrhée, faire disparaître l'œdématie des pieds et des jambes, rétablir les fonctions digestives et rappeler le sommeil. M. X. put retourner dans ses foyers sain et sauf. Aujourd'hui, il est de nouveau à Chambéry. Il est revenu, non par besoin des eaux de Challes, mais par une sorte de mesure de précaution, et pour rendre hommage de temps à autre à la naïade bienfaisante à qui il est redevable d'une guérison tout à fait inespérée. Agé de 60 ans et plus, il est dispos et ingambe comme un jeune homme. Il a repris en même temps toute son ancienne gaîté. Un embonpoint raisonnable a succédé à une maigreur voisine du marasme qui m'avait effrayé dès le premier jour où je le vis. Aujourd'hui, son estomac peut supporter chaque jour au dîner, qui est son seul repas, une bouteille de vin généreux. Voilà bien, ce me semble, un exemple frappant et très frappant même de l'innocuité des eaux de Challes administrées dans les voies gastriques malades et même très malades. (Avis à M. Davat.)

Un autre fait que je ne puis passer sous silence avant de terminer.

M. le chanoine et chevalier R., de Turin, était venu, l'année dernière, à Aix-les-Bains dans l'espoir de se guérir de douleurs gastralgiques, dont il souffrait depuis plusieurs années. De plus, il était affligé d'un eczéma au bord des paupières, qui le faisait beaucoup souffrir et affaiblissait graduellement sa vue. Un médecin qu'il consulta, lui conseilla les eaux de Marlioz bues à la source même. Comme il est d'habitude à Aix qu'un malade, quelle que soit l'affection dont il souffre, ne puisse se passer des eaux thermales, M. R. en fit également usage. Mais ces eaux lui causèrent beaucoup d'agitation, de l'anxiété, de l'insomnie, et il fut obligé d'y renoncer. Ce fut bien autre chose quand il s'agit de boire les eaux de Marlioz. Son estomac les refusa, et ce fut en vain qu'il essaya d'y revenir à diverses reprises en les prenant par quarts de verre ou même à moindres doses; il fallut y renoncer absolument. Peu après, M. R., à qui le gouvernement avait confié une honorable mission à remplir à Chambéry, vint se fixer dans cette ville. Là, quelqu'un lui ayant suggéré l'idée d'essayer les eaux de Challes, il s'empressa de s'en procurer, dès le lendemain, au dépôt. Il en but d'abord trois verres dans la matinée à jeun. Le second jour, cette dose fut doublée, et fut bien supportée. M. R. continua l'usage des eaux de Challes pendant plus d'un mois. Au bout de ce temps, sa santé s'était notablement améliorée. Les douleurs gastralgiques dont il souffrait habituellement avaient à peu près entièrement cessé, et, quant à l'affection dont ses yeux étaient atteints, le mieux très sensible qui s'y était manifesté, permet de penser que, sans la nature des occupations de M. R., occupations qui nécessitaient la tension constante de l'organe visuel malade, la guérison aurait été de ce côté aussi complète que du côté de l'estomac. Si je cite ce fait, c'est parce qu'il a fait un certain bruit à Chambéry, M. R. n'ayant jamais manqué une occasion de manifester dans la haute société de cette ville sa reconnaissance pour les eaux de Challes, et de déclarer hautement le bien qu'il avait retiré de leur usage.

Les bons résultats des eaux de Challes ne sont pas moins frappants dans le goître endémique, ce triste et hideux phénomène qui accompagne habituellement le crétinisme. Par le seul secours des *eaux de Challes*, prises en boisson, à la dose de trois ou quatre verrées par jour, on a obtenu l'entière disparition de goîtres énormes, durs et anciens, infirmité commune dans les parties basses des vallées étroites des Alpes. On ne lira pas sans intérêt, à ce propos, une des lettres que M. le docteur Mottard m'a adressée :

« Saint-Jean-de-Maurienne, le 24 juin 1848.

« Monsieur le chevalier,

« Je vais bientôt vous renvoyer la pièce de 150 litres que vous m'avez adressée au mois d'avril, remplie de vos précieuses *eaux de Challes*. Cette dernière est la neuvième que je dois à votre obligeance et à votre amour pour la science; car, sans votre désintéressement, je n'aurais pas pu l'expérimenter sur le goître, ainsi que je le fais depuis 1846; je vous ai déjà dit, dans le temps, que je ne connaissais aucun remède qui fût comparable aux *eaux de Challes* pour la guérison du goître.

« Aujourd'hui je le confirme bien hautement à qui veut l'entendre, et dis avec toute sûreté à qui voudrait en douter ou ne pas le croire : expérimentez, et bientôt vous en acquerrez la conviction.

« Je n'ai pas essayé sur des cas isolés, mais bien sur plus de cent, et le succès est le même partout. Bien entendu qu'il faut plus de temps pour faire disparaître un gros goître qu'un petit, un dur qu'un mou, ce qui est tout naturel; mais avec un peu plus ou un peu moins de temps, on est *toujours* sûr de la réussite.

» J'ai appris que quelques médecins, voulant combattre l'affection dont il s'agit, faisaient dissoudre dans ces eaux de l'iode ou du brôme; je leur dirai avec franchise : c'est inutile, mes chers confrères, ne le faites pas, vous faites mal; les *eaux de Challes* ainsi préparées et rendues presque artificielles par cette addition, seront difficilement supportées par les malades.

« La nature a pourvu à tout : administrez-les telles quelles, de trois à quatre verrées par jour, et dans une semaine, au plus, vous remarquerez un effet sensible à la vue; j'ajouterai encore que ces additions nuiraient aux combinaisons chimiques, et pour ce, je crois qu'on ne doit pas les faire.

« Je déclare que la question thérapeutique de vos eaux est jugée en ce qui concerne le goître. J'ai le projet de les essayer sur d'autres maladies; je le réaliserai si vous voulez bien m'en envoyer pendant que j'en aurai besoin. J'attends votre réponse, et suis votre bien affectionné confrère. »

Depuis cette lettre, de nombreuses guérisons de goître, non moins remarquables, ont eu lieu. Je ne citerai que celle de Joseph Girod, ouvrier de la fabrique de papier de MM. Forest et Gruat, située à Leyse, près des sources minérales. Quatre litres de l'eau de Challes bus en douze jours, un verre le matin et un verre le soir, ont suffi pour faire disparaître entièrement la tumeur de cet homme, réformé le 19 novembre 1845, pour l'unique motif de goître ancien et volumineux.

M. le docteur Laboré, praticien distingué de Lyon, a obtenu également la guérison de plusieurs goîtres qui avaient résisté à l'administration interne et externe des préparations iodurées, préparations auxquelles il a dû renoncer presque toujours à cause de ces accidents plus ou moins graves qu'elles ont provoqués du côté de l'estomac.

M. le docteur Bouchacourt, chirurgien en chef de l'hospice de la Charité de Lyon, dans son intéressant Mémoire sur le traitement du goître cystique par les injections iodurées, signale aussi les eaux de Challes comme un fondant énergique.

Voilà, M. le directeur, sur quels faits se base la renommée si promptement acquise aux eaux de Challes, et l'espoir que je nourris de voir cette renommée acquérir bientôt de plus grandes proportions. Au public à juger maintenant de quel côté est la raison, en faveur de qui sont les faits concluants, de quel côté aussi est le tort, tout au moins d'avoir parlé légèrement de ce qu'on ne connaissait pas ou qu'on ne voulait pas connaître, et sur qui retombe le poids des assertions hasardées ou des insinuations complétement erronées que j'ai signalées en commençant.

Ces observations, auxquelles j'ai donné plus d'étendue que je ne voulais d'abord, seraient incomplètes si je ne les faisais suivre d'un résumé rapide sur la nature, les propriétés et surtout l'usage des eaux de Challes.

Ces eaux, on le sait déjà, ont une saveur amère assez prononcée due au sulfure de sodium. La glairine dont elles sont richement dotées, les rend onctueuses et amies des tissus organiques.

Elles sont dépuratives, fondantes, détersives, résolutives, siccatives et antiputrides.

Quoique les plus saturées, en principes minéralisateurs, de toutes les eaux connues, elles ne produisent généralement que peu d'impression sur les voies alimentaires, où elles sont promptement absorbées. Ne contenant pas de sels purgatifs, elles ne purgent pas, sinon dans quelques cas exceptionnels dépendant d'une idiosyncrasie toute particulière. Elles ne provoquent pas le vomissement, à moins que le malade n'y soit prédisposé par un état saburral de l'estomac, ou, comme il arrive souvent, par cet état de maladie, de faiblesse et d'irritation spasmodique qui précède le retour de certains accès de fièvre intermittente.

Quoique les eaux de Challes possèdent à un haut degré le pouvoir d'exciter toutes les fonctions de l'organisme, elles n'en sont pas moins hyposténisantes et sédatives du système nerveux malade ; elles calment la douleur ; elles concilient le sommeil ; elles font cesser les palpitations, particulièrement celles qu'éprouvent les jeunes filles chlorotiques. Un grand nombre de névralgies douloureuses à type intermittent ou continu ont cédé à la boisson des eaux de Challes, et quelquefois comme par enchantement.

Elles ont causé, mais très rarement, chez des malades faibles et nerveux, un état passager semblable à celui de l'ivresse, une disposition à la somnolence qui ont pu être promptement dissipés par quelques excitants diffusibles, tels que l'éther, les pastilles de menthe, et mieux encore l'infusion de café.

Les eaux de Challes conviennent principalement aux personnes chez lesquelles il existe une prédominance du système lymphatique, et c'est sur ce système que leur action se dirige pour y augmenter la vitalité, susciter des mouvements dans les organes, des excrétions et des sécrétions qui éliminent les principes morbides.

Quoi qu'il en soit de l'innocuité des eaux de Challes, que mille faits ont démontrée, je n'en recommanderai pas au moins aux malades de prendre toujours les conseils des médecins, seuls capables de décider sur l'opportunité de l'emploi des eaux, et de le diriger. Il est des maladies, et le nombre en est plus grand qu'on ne pense, qu'il est de la dernière imprudence de chercher à guérir : la nature les a créées pour sauver l'économie animale aux prises avec quelque terrible ennemi impossible à dompter. Hélas! souvent le malade est condamné à le ménager, à le caresser, s'il est permis de le dire, pour éviter sa fureur destructive. Il est d'autres affections auxquelles on ne doit toucher qu'avec une extrême circonspection; c'est ainsi qu'on ne ferme pas un vieil ulcère impunément; c'est ainsi qu'on ne fait pas disparaître une fluxion dartreuse, sans exposer des organes internes, dont l'intégrité est essentielle à la conservation de la vie, à recevoir le contre-coup de la perturbation humorale. Il convient alors d'attaquer, avant tout, le principe morbide, et de détruire la diathèse dont il dépend. On ne peut atteindre sûrement ce résultat que par l'usage interne des eaux minérales, continué avec une persévérance plus ou moins soutenue, suivant la nature, la gravité et l'ancienneté de la maladie. Quant à la quantité d'eau minérale à absorber en boisson, elle devra toujours être en rapport avec l'âge et la force des malades.

Les eaux de Challes, dit M. Bonjean, sont aussi anti-vermineuses. Cette propriété s'explique facilement par la présence du sulfure alcalin, de l'iode et du brome, qui sont autant de poisons pour les antozoaires. A la dose d'un à trois verres, elles purgent le plus ordinairement les enfants au-dessous de dix à douze ans, à qui elles font rendre les vers intestinaux qu'ils peuvent avoir. Prises à la dose même d'une à deux bouteilles par jour, elles produisent rarement chez les adultes un effet purgatif. Quand on veut attaquer dans sa racine une de ces affections graves qui désolent tant de familles, lorsqu'il s'agit, par exemple, de corriger un vice dartreux, scrofuleux, une disposition à la gravelle, une tendance à la goutte, etc., il ne faut pas perdre de vue que, pour en obtenir les succès désirables, le remède doit être continué pendant longtemps. C'est ainsi que de jeunes malades, atteints d'écrouelles et n'ayant éprouvé aucune amélioration sensible après trente à quarante jours de traitement par les eaux de Challes, ont eu le bonheur de se trouver entièrement guéris après en avoir poursuivi l'usage pendant plusieurs mois.

En résumé, les eaux de Challes sont indiquées contre les maladies de la peau, les dépôts de gale, les dépôts laiteux, les vieux ulcères même avec carie des os, les scrofules, le rachitisme, les catarrhes et les rhumatismes chroniques, la gravelle, la goutte atonique, les ophtalmies même à l'état aigu, les aigreurs d'estomac, les maladies vermineuses, tuberculeuses et même cancéreuses, et généralement contre toutes les phlegmasies chroniques.

L'efficacité de l'eau de Challes a encore été reconnue dans l'hydropisie, les maladies du foie, les névralgies, les fièvres intermittentes, particulièrement celles provenant d'émanations marécageuses, qui résistent quelquefois aux meilleures préparations de quina, et sont sujettes à de fréquentes récidives, attribuées à des lésions des viscères abdominaux, et dans la syphilis constitutionnelle, particulièrement dans les cas les plus graves et les plus compliqués, rebelles aux traitements mercuriels et exaspérés par eux.

L'eau de Challes est contre-indiquée dans l'état aigu de certaines maladies, dans la pléthore sanguine et lorsqu'il existe une disposition aux congestions vers la tête. Elle se digère en général très facilement, à moins d'une idiosyncrasie particulière du malade.

L'eau de Challes peut se transporter au loin et se conserver sans altération. Des bouteilles gardées dans les magasins de la source depuis plus de huit ans, ont servi à constater cette dernière et précieuse propriété. Examinée et expérimentée à de longs intervalles par le sulfhydromètre, l'eau de ces bouteilles a présenté le même degré de sulfuration, la même limpidité et la même saveur amère qu'elle avait à l'époque où elle fut puisée.

Les bouteilles doivent être couchées. Lorsqu'une bouteille aura été débouchée, et que tout son contenu ne pourra être consommé dans la journée, il devra être transvasé dans de petits flacons remplis exactement, et qui seront également couchés. *Ce soin est de rigueur :* car toutes les eaux sulfureuses dégénèrent au contact de l'air atmosphérique par une loi invariable de la nature ; il est donc indispensable de les préserver de ce contact, qui ne tarde pas à faire passer le principe sulfureux à de nouvelles combinaisons, à précipiter le souffre, etc. (1).

On peut faire usage de l'eau de Challes en tout temps, soit en boisson, à la dose d'un demi-verre

---

(1) J'appelle l'attention des malades et des médecins qui les dirigent, sur ces avis par trop généralement négligés. Qnelques personnes, et c'est peut-être le plus grand nombre, croyent bien faire en renversant les bouteilles des eaux de Challes commencées, dans un pot d'eau comme cela se pratique pour les eaux gazeuses. Elles se trompent! L'air introduit ne tarde pas à agir sur le monosulfure pour le décomposer et faire passer le soufre à de nouvelles combinaisons, suivant les lois de la chimie. Les eaux de Challes, ainsi traitées, se troublent et jaunissent par la transformation du monosulfure en polysulfure ; puis, avec le temps, tout le soufre se précipite et se dépose. Les eaux reprennent alors leur parfaite limpidité. Elles cessent d'être un peu amères, n'étant plus sulfureuses, car leur amertume n'est due qu'à la présence du monosulfure, dont elles sont si richement dotées. Une fois que le soufre est entièrement précipité, les eaux de Challes n'ont plus qu'une saveur iodée et douçâtre. Elles sont encore médicamenteuses à un degré notable ; car elles ont conservé les iodures, les bromures et les carbonates alcalins.

Lés conseils sur les eaux du Challes sont écrits sur toutes les étiquettes des bouteilles. Mais il est regrettable qu'on néglige trop souvent de les lire ou de les suivre.

pour les enfants en bas-âge, d'un ou deux verres et jusqu'à plus d'un litre pour les adultes ; soit en lotions et en injections froides ou tièdes ; soit en bains, ajoutant dans une baignoire à l'eau commune chauffée de 6 à 8 bouteilles de cette eau minérale.

Je termine ici, ces détails me paraissant suffisants et au-delà pour convaincre les plus incrédules de l'efficacité des eaux de Challes, et pour guider dans leur usage les personnes qui veulent les employer. La longueur des considérations dans lesquelles je suis entré, s'expliquent facilement par la grande publicité donnée au rapport de M. Davat et par les conséquences que les erreurs qu'il contient ont pu avoir dans le monde savant, où il a dû naturellement être considéré comme l'expression des sentiments de la majorité de la commission médicale d'Aix. En cet état, n'était-ce pas non-seulement un droit, mais encore un devoir pour moi de justifier les eaux de Challes aussi injustement attaquées, et de relever l'honneur de mes assertions qu'on a si imprudemment cherché à compromettre ?

Il ne me reste plus, M. le directeur, qu'à vous prier d'agréer l'assurance des sentiments de respect avec lesquels je suis,

Votre dévoué serviteur,

LE Dr L.-F.-M. DOMENGET,

Médecin du Roi et de la Famille royale en Savoie, professeur émérite de médecine, de chimie et de botanique, chevalier des Ordres des SS. Maurice et Lazare et de la Légion-d'Honneur ; ancien chirurgien-major de la garde impériale et ancien chef de clinique interne de la Faculté de médecine de Paris ; membre titulaire de l'Académie royale, des Sociétés médicale et d'histoire naturelle de Savoie ; correspondant de l'Académie royale de médecine de Turin et de l'Académie impériale de médecine de Paris, des Sociétés de médecine de Lyon, Dijon, Erlingen, et médecin militaire honoraire de première classe des armées de S. M. sarde.

La haute position scientifique qu'occupe M. le docteur Domenget dans le monde médical savant, nous dispense de lui adresser ici des éloges. Nous nous contenterons de rapporter fidèlement la lettre flatteuse qui lui a été écrite par le premier corps médical de France, lettre que nous trouvons publiée dans une notice sur les eaux de Challes. (Voir page 78, de la brochure qui a pour titre *Nouveau Recueil)* :

« Paris, le 10 mars 1835.

« Nous avons l'honneur de vous informer que dans sa séance du 24 février dernier, l'Académie royale de médecine de France vous a choisi pour être un de ses correspondants. Ce choix est un hommage qu'elle rend à vos lumières, à vos talents, à votre zèle pour le progrès des sciences médicales. Elle ose se flatter qu'elle recevra de vous les communications les plus fréquentes, comme elle a la certitude que ces communications contribueront à l'éclairer sur les diverses branches de ces sciences si nobles et si nécessaires. C'est par le concours de vos efforts et des siens qu'elle pourra remplir la glorieuse mission qui lui est confiée, de servir les hommes et de laisser à la postérité quelques vérités utiles.

« Nous sommes avec la plus haute considération ,

Monsieur,

« Votre très humble et obéissant serviteur,

« *Le président*,

« J. Lisfranc.

« *Le secrétaire perpétuel*,

« E. Pariset.

Enfin, comme complément de la lettre de M. Domenget qui peut être considérée comme un résumé parfait de tout ce qui est acquis à la science sur les eaux de Challes, nos lecteurs liront avec intérêt les lignes suivantes, qui ont trait à l'endroit où ces eaux se trouvent et au meilleur parti qu'on pourrait en tirer dans l'intérêt du pays.

Les sources de Challes sont situées tout près de l'antique manoir de ce nom, sur le territoire de la commune de Triviers, à une demi-heure de Chambéry. Le château est dans une des positions les plus pittoresques qui existent en Savoie, et peut-être même en Suisse, de l'avis des touristes qui connaissent nos belles montagnes et nos magnifiques vallées. Des hautes et vastes terrasses du château la vue est délicieuse. La commune de Triviers est bien cultivée, et elle est aussi renommée par la bonté de ses fruits et de ses vins que par l'abondance et la pureté de ses eaux qui, suivant le célèbre chimiste, M. Chatin, de Paris qui les a analysées sur place, sont aussi iodurées que les eaux potables les plus iodurées de la France. Aussi, dans cette localité, on ne saurait rencontrer un seul goitreux. Le château entouré de beaux jardins, d'agréables bosquets et de superbes avenues pourrait facilement être transformé en un magnifique établissement destiné à recevoir les malades, et où, vu la proximité de l'établissement d'Aix, on se contenterait de créer quelques cabinets de bains et d'étuves.

La richesse des eaux de Challes et la quantité de monosulfure qu'elles contiennent rendraient aussi très facile et très avantageuse la construction d'une salle pour les inhalations sulfureuses. Il est peu d'endroits où la nature ait autant fait qu'à Challes pour la beauté et l'agrément des lieux. Aucun dans tous les environs de Chambéry ne prête autant à la création de tous les embellissements qu'on pourrait imaginer. Le château surtout est dans une position admirable. Il est abrité du vent du nord par la montagne qui forme le curieux et vaste plateau des Bauges, contre laquelle il est adossé. On pourrait bâtir à de très petites distances et à différentes hauteurs de jolis chalets, dans le genre de ceux qui existent sur les bords du lac d'Enghien, près de Paris, et où viendraient habiter pendant la belle saison les malades qui ont besoin de respirer un air plus vif et plus frais que celui de la plaine. Mais pour la réalisation d'un semblable projet qui est, on peut le dire, dans le désir général et qui serait pour Chambéry d'un avantage incalculable à cause de l'affluence d'étrangers qu'attireraient sans aucun doute les vertus aujourd'hui si bien constatées par l'expérience des eaux minérales de Challes, il faudrait que M. le chevalier Domenget, qui est le propriétaire du château et de ses vastes dépendances, voulût se décider à quitter cette magnifique habitation. Déjà nous savons que des propositions lui ont été faites à ce sujet par par quelques sociétés industrielles. C'est M. Domenget qui a découvert la source de Challes; c'est aussi lui qui, par ses travaux éclairés, et son infatigable activité a si promptement acquis à ses eaux une renommée qu'on peut dire aujourd'hui européenne. Espérons que cet honorable médecin qui est aussi connu par sa science que par son désintéressement et son dévouement à l'humanité souffrante, voudra compléter son œuvre en consentant au sacrifice de sa magnifique habitation, en vue de l'intérêt général.

Nous terminerons en reproduisant les observations suivantes que nous avons déjà publiées dans notre numéro du 4 juillet, et qui font voir encore sous un jour nouveau le parti qu'on peut tirer des eaux de Challes :

« La renommée des eaux de Challes est à l'abri de toute critique. Pour le prouver, il suffit de publier, sans crainte d'être contredit, que les médecins des hôpitaux civils, de l'hôpital militaire divisionnaire, des établissements de bienfaisance, des prisons de Chambéry, les ont adoptées, et n'ont eu qu'à se féliciter de leur emploi. Par elles, ils sont parvenus à obtenir des guérisons qui s'étaient montrées rebelles aux médications ordinaires. Tôt ou tard, les eaux de Challes seront également appréciées en France et dans le reste de l'Europe, principalement par les médecins des grands hôpitaux militaires. Ils se procureront ces eaux à des prix très modérés, l'expérience ayant appris qu'elles peuvent être expédiées sans crainte d'altération dans de grands récipients en verre. L'expérience clinique a démontré, par un grand nombre de faits, que des gales invétérées et leurs dépôts si fréquents chez les militaires, des teignes jugées incurables, des ulcères de mauvaise nature, des blessures graves, guérissaient très bien par la seule application de compresses mouillées par les eaux de Challes. Lorsque les blessures se compliquaient de lésions internes des organes pulmonaires et des voies gastriques, prises intérieurement, elles ont rendu la santé à des malades qui ne pouvaient supporter aucun remède. On citera une seule guérison, celle du capitaine Perrin qui, dans un duel, alors qu'il servait dans un régiment de cuirassiers, reçut un coup de sabre dans l'abdomen, d'où résulta une blessure grave avec lésion des intestins. Il serait trop long d'énumérer les cruelles souffrances auxquelles il fut en proie. Aujourd'hui, cet homme est plein de vigueur; il attribue le rétablissement de sa santé aux eaux de Challes dont il a fait usage pendant cinq mois consécutifs.

» Ces eaux ont été conseillées avec succès à quelques malades convalescents du choléra. Il n'est pas besoin d'en dire davantage pour faire apprécier les services qu'elles sont appelées à rendre aux blessés de l'armée d'Orient, à ceux qui rapporteraient des blessures graves non encore cicatrisées, ou qui auraient besoin d'être consolidées, à ceux notamment qui seraient dirigés sur l'établissement royal d'Aix-les-Bains, à la charge des gouvernements. »

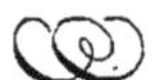

RAPPORT

FAIT AU CONGRÈS SCIENTIFIQUE DE FRANCE

TENU EN SEPTEMBRE 1841,

PAR LE DOCTEUR COMARMOND,

Secrétaire général de ce Congrès.

Extrait du 2e vol. des Mémoires du Congrès scientifique de France, session de 1841.

Dans sa séance supplémentaire du 9 septembre, la sixième section du Congrès scientifique de France s'est occupée de l'examen des eaux nouvellement découvertes à Challes, par M. le chevalier Domenget, docteur en médecine, professeur émérite de médecine, de chimie et de botanique, médecin de la maison du Roi, en Savoie, médecin militaire honoraire de première classe, membre correspondant de l'Académie de médecine de France.

Ce savant professeur, retiré depuis plusieurs années dans sa belle terre de Challes, située près de Chambéry, en Savoie, vient de découvrir une source d'eau minérale froide, sulfureuse, alcaline et hydriodatée. La nature d'une telle découverte, faite le 11 avril 1841, suggéra au propriétaire de ces eaux la pensée de les analyser et d'en faire de suite des applications thérapeutiques. Personne n'était plus apte à faire de semblables expérimentations : chimiste distingué, médecin habile, M. Domenget ne tarda pas à reconnaître, dans la composition des *Eaux de Challes*, des éléments très efficaces dans une foule de maladies, et une série de guérisons vient de réaliser les espérances du propriétaire de Challes.

La nouvelle renommée de ces eaux minérales s'étendit de proche en proche ; de nombreuses cures vinrent se joindre à celles déjà obtenues, et une foule de malades accoururent en quelques semaines pour y chercher une guérison ou du soulagement à leurs maux, avant même que l'analyse des eaux fût faite d'une manière exacte. Quelques essais chimiques faits à la source par M. Domenget, avec le concours de M. le docteur Pérouse, et de MM. Bebert et Bonjean, firènt d'abord reconnaître que les *eaux de Challes*, dont la température est de dix degrés *Réaumur*, se trouvent très riches en principes minéralisateurs, notamment en sulfure de soude à l'état parfaitement neutre, en iodure et en carbonate de la même base, et en glairine. La présence de ces substances si énergiques dans le traitement de certaines maladies, explique plusieurs guérisons qui paraissent tenir du prodige. On peut consulter, à cet égard, une brochure de M. le docteur Domenget, qui a pour titre : *Aperçu sur les eaux minérales de Challes en Savoie ;* Chambéry, 1841.

Dans l'état actuel et progressif des sciences chimiques et médicales, on connait les effets thérapeutiques des sulfures alcalins, des iodures et des carbonates des mêmes bases. Les premiers sont de puissants spécifiques contre l'immense variété des maladies cutanées, contre les affections rhumatismales, contre les toux chroniques et d'autres affections du même type ; ils agissent également comme anthelmintiques. Les seconds ont une action reconnue et incontestable dans les maladies scrofuleuses, les engorgements glanduleux et toutes les maladies du système lymphatique, et enfin contre les affections calculeuses.

La main créatrice et providentielle qui a réuni si habilement les trois principales substances minérales dans une solution parfaite, a saturé ce mélange d'une assez grande quantité de glairine pour rendre ces eaux plus onctueuses et diminuer leur action, trop irritante, sur l'organisme en général.

M. le professeur Domenget a attiré l'attention de MM. les membres de la sixième section sur les effets éprouvés par la guérison des fièvres intermittentes, causées par les émanations délétères marécageuses, et contre toutes les fièvres anciennes à caractères rebelles, qui avaient résisté avec opiniâtreté aux préparations de quina sagement et énergiquement administrées.

Dans cette simple note, nous n'ajoutons rien à ce qu'en a dit le propriétaire des eaux, et à ce qu'en ont rapporté, plus tard, différents journalistes impressionnés par le récit de malades dont la guérison était opérée, et qui venaient attester avec enthousiasme ce que M. Domenget racontait avec modestie et conviction.

Non-seulement le savant professeur et praticien distingué a fait des essais fructueux sur l'espèce humaine, il les a encore étendus sur les animaux : il cite dans la race chevaline des cas de guérison de morve aiguë et de farcin ; dans la race bovine, des maladies chroniques de la peau, etc.

Ces eaux minérales ont été essayées et mises en usage de toutes les manières, soit à l'intérieur, soit à l'extérieur, en boissons, bains, lotions, etc.; elles arrivent par quatre points différents sur le versant de la montagne, et chaque source présente des caractères variés, qui deviendront d'une haute importance dans leur emploi thérapeutique; elles découlent d'une roche calcaire à stratifications marneuses, légèrement bitumineuses, renfermant des pyrites de fer et des coquilles fossiles, des plantes, des poissons, etc. Le genre ammonite s'y fait surtout remarquer. D'après l'opinion de M. Domenget, ce gisement, qui appartient au calcaire jurassique, est un calcaire à *scyphia*, qui est intermédiaire entre l'*oxford-clay* et le *coral-ray*, qui présente, aux environs de Chambéry, un développement très remarquable.

M. Domenget, dont les connaissances s'étendent à toutes les branches des sciences naturelles, a longuement entretenu l'assemblée de faits géologiques se rapportant à l'état des lieux, à l'origine de cette source d'eaux minérales et sur les phénomènes qui caractérisent son état chimique et son écoulement du sein de la terre; plus tard, M. Domenget s'est réservé de traiter plus en grand les faits théoriques et pratiques qui peuvent se rattacher aux *Eaux de Challes*, sous les rapports géologique, chimique et thérapeutique.

Challes est situé sur la commune de Triviers, à trois quarts d'heure de Chambéry, sur la route royale de Turin.

Cette jolie capitale de la Savoie ne laisse rien à désirer pour les besoins et les agréments de la vie ordinaire : la beauté de ses sites, sa belle végétation, la proximité de petites villes charmantes, de lacs poissonneux, la pureté de l'air, le séjour paisible et agréable qu'on trouve sur tous les points environnants, ne manquent point d'attraits pour les étrangers bien portants et ne sont point insignifiants pour les malades; ce sont autant d'heureux accessoires qui viennent seconder l'efficacité des *Eaux de Challes,* qui seront, dans peu de temps, appelées à jouir d'une célébrité qui leur est assurée par la composition chimique, et par cela même, elles figureront au premier rang parmi les eaux minérales d'Europe.

La position scientifique et honorable de l'auteur de cette découverte méritait un pareil succès pour la récompense de son zèle et de sa bienfaisance.

ACTION CURATIVE

des eaux de Challes sur les animaux

Les *Annales de Thérapeutique,* journal de médecine, qui s'imprime à Paris sous l'habile direction du docteur Rognetta, a publié sur ce sujet, en juin 1846, quelques expériences cliniques de M. Ughetti, vétérinaire du régiment Piémont-royal, en garnison à Chambéry, qui présentent un grand intérêt et sont de nature à éveiller l'attention des savants sur l'emploi des eaux de Challes dans la cure des animaux domestiques. Nous citons celles qui nous ont paru les plus remarquables :

1er Fait. — *Morve aiguë. Guérison.* — Jument, race hanovrienne, âgée de sept ans, tempérament sanguin, irritable, a été reçue à l'infirmerie le 19 juillet dernier, pour récidive d'un engorgement squirrheux des ganglions lymphatiques du canal intermaxillaire, sans écoulement nasal. On l'a mise, pour tout traitement, à l'usage des eaux de Challes, blanchies à l'aide d'une certaine quantité de farine de seigle, pour les faire aisément boire, jusqu'au 8 août, époque où elle est sortie bien portante. A cette époque, en effet, l'engorgement ganglionnaire avait entièrement disparu. — Le 6 septembre, elle a été reçue de nouveau, affectée de morve confirmée, caractérisée par les symptômes suivants : engorgements squirrheux des ganglions lymphatiques sous-maxillaires, adhérents à la branche gauche de cet os, avec ulcération de la pituitaire du même côté, et écoulement abondant de pus de mauvais caractère par cette même narine ; mauvais poil, léger battement des flancs. On lui a prescrit l'usage des eaux de Challes en boissons, que l'animal a continué pendant quarante jours, et quelques révulsifs sur le côté gauche du cou et sur les côtes, des frictions de pommade stibiée sur les ganglions sous-maxillaires, et des injections détersives dans la narine gauche avec la même eau. Au bout de ce temps, l'affection avait tellement rétrogradé, que l'animal a paru guéri, en apparence du moins. Elle a été renvoyée à son régiment, et a repris son service dans l'escadron pendant cinquante jours. Au bout de ce temps, elle a été ramenée de nouveau à l'infirmerie, affectée d'innombrables cordons farcineux le long des jugulaires, aux deux joues, et se terminant dans l'intérieur des narines, où ils s'étendent considérablement par des ramifications minces. On prescrit le même traitement que précédemment, c'est-à-dire l'eau minérale *intus* et *extra*, conjointement à quelques exutoires, d'abord aux alentours, puis aux fesses. Les engorgements ont disparu petit à petit, et l'animal a fini par guérir tout à fait. Cette fois, nous avons acquis la conviction d'une guérison radicale, les engorgements ayant disparu tout à fait, la muqueuse nasale ayant repris son état normal ; des cicatrices existent sur les endroits préalablement occupés par les ulcérations farcineuses ; l'animal offre des apparences de bonne santé. et cet état ne s'est point démenti pendant tout le temps que la jument a été tenue en observation après la guérison. Elle a été renvoyée bien portante à son escadron, et a repris son service ordinaire.

2me Fait. — *Morve aiguë. Guérison.* — Cheval suisse, d'âge avancé, tempérament lymphatique, constitution flasque, appartenant à la 8me batterie d'artillerie, avait été admis plusieurs fois à l'infirmerie pour des affections catarrhales chroniques. En dernier lieu, il présente une morve confirmée (l'auteur n'en indique pas les symptômes). On le met à l'usage interne et externe de l'*Eau de Challes*, qu'on continue pendant trois mois. Au bout de ce temps, il est considéré comme guéri. Il ne reste, en effet, de sa maladie, que quelques engorgements sous-maxillaires qui ont résisté à tous les moyens; mais l'animal se porte bien. On se propose d'appliquer plus tard des boutons de feu sur ces engorgements ou de les extirper; ils parraissent tenir à du tissu cellulaire, mais il ne reste aucune trace des symptômes primitifs propres à la morve.

3me Fait. — *Eruption farcineuse. Morve.* — Un cheval de race anglaise croisée, âgé de sept ans, tempérament sanguin-lymphatique, d'assez forte constitution, appartenant à un bourgeois de Chambéry, était depuis longtemps affecté de boutons farcineux autour de l'orbite gauche, puis à l'entrée de la narine correspondante, et enfin de morve confirmée, compliquée d'une toux chronique; il a été soumis, pour tout traitement, à la boisson d'eau minérale et aux injections détersives, avec le même liquide, dans la narine gauche, par où l'écoulement avait lieu seulement. L'animal n'a voulu s'habituer qu'avec peine à boire le médicament (1), mais on lui a continué avec abondance les lotions dans la narine. Au bout de deux mois, le cheval était notablement mieux, les ulcères morveux et farcineux de l'intérieur de la narine marchaient vers la cicatrisation; mais le propriétaire, ennuyé de la longueur du traitement et des difficultés de séquestration pour se soumettre aux prescriptions administratives, a préféré faire abattre le cheval. Nous avons la conviction que ce cheval aurait guéri comme les autres.

4me Fait. — *Eruption farcineuse. Guérison.* — Une jument indigène, hors d'âge, décrépite, de tempérament lymphatico-abdominal, appartenant à la 2me batterie d'artillerie, est, depuis un an, affectée d'ulcérations farcineuses aux deux membres postérieurs, survenues à la suite d'une pleurésie chronique. Elle a été envoyée dans cet état à l'infirmerie. On l'a mise à l'usage, *intus* et *extra*, des *Eaux de Challes*. En peu de temps, son état s'est notablement amélioré; mais on n'a pas cru devoir continuer le traitement, vu l'âge avancé de l'a-

(1) On aurait pu, au besoin, lui faire boire forcément le liquide à l'aide d'une bouteille dont le goulot est engagé et serré entre la joue et la mâchoire, ainsi que nous le faisions dans nos expériences avec l'arsenic sur ces animaux.

nimal et le peu d'aptitude qu'il aurait au service après la guérison, car il était aveugle d'ailleurs; aussi, l'a-t-on abattu ; mais les bons effets qu'on avait déjà obtenus de l'usage de l'eau ne nous laissaient pas de doute sur une complète guérison prochaine.

5me Fait. — *Broncho-pneumonie chronique. Guérison.* — Cheval de race hanovrienne, âgé de huit ans, de tempérament sanguin, irritable, prédisposé aux affections de poitrine, malade depuis longtemps d'une broncho-pneumonie, avait déjà été reçu à l'infirmerie pour une affection qui se reproduisait de temps en temps. Il y a encore été admis, le 19 juillet, pour le même mal devenu subaigu. Déjà l'animal paraissait marcher vers l'étisie et le marasme, et l'on avait prescrit en vain les antimoniaux, les mesures hygiéniques appropriées à son état et des remèdes divers, pendant plusieurs mois. A son entrée, cette fois, on lui pratique plusieurs petites saignées, on lui administre des purgatifs, une alimentation analeptique, on le fait souvent promener, on lui pratique des frictions sèches dans le but de lui exciter la transpiration, puis on lui fait boire les *eaux de Challes* blanchies avec de la farine de seigne. Son état s'est amélioré promptement, et ce mieux a été si progressif, qu'à notre étonnement, l'animal a pu sortir le 17 septembre parfaitement guéri. Il a engraissé, pris de la vigueur, bonne mine, bon poil, etc. L'examen de la poitrine ne montre aucun reste appréciable de la maladie. L'animal s'est bien porté depuis. Ce résultat nous a paru d'autant plus remarquable, que les autres médications tentées précédemment avaient complétement échoué.

6° Fait. — *Eruption herpétique grave. Guérison.* — Cheval d'âge moyen, de race indigène, tempérament lymphatique, est atteint depuis cinq à six mois, d'éruption herpétique sur toute la surface du corps, surtout à la région cervicale. Ce pauvre animal était réduit à un état de marasme extrême. En vain son propriétaire avait cherché à le bien nourrir, à lui administrer différents remèdes qu'on lui avait prescrits : il le tenait même le plus souvent en repos dans l'espoir de faire disparaître l'espèce de langueur dont il paraissait affecté; la maladie cutanée avait en effet réagi fâcheusement sur toutes les fonctions organiques. Ayant été consulté à mon tour, j'ai prescrit pour tout traitement de l'eau de Challes à discrétion pour boisson, des lotions tièdes avec la même eau, coupée avec une certaine quantité d'eau bouillante, sur toutes les parties couvertes de croûtes; deux setons; continuer à travailler. Au bout de trente-sept jours de ce traitement, la *guérison était complète.* L'on voit aujourd'hui ce cheval traîner dans nos rues une grosse voiture; et ceux qui l'avaient connu malade sont étonnés d'un si prompt rétablissement et de son état parfait de santé.

J'ai employé avec le même résultat, la même méthode sur un grand nombre de chiens affectés de la même maladie. Pour la plupart, l'eau n'a été employée qu'en lotions simplement, à cause de la répugnance que généralement les chiens éprouvent à absorber l'eau de Challes ; mais on parvient toujours, ou presque toujours, à vaincre cette répugnance en allongeant suffisamment l'eau minérale avec du lait. L'expérience a démontré l'utilité d'administrer aux chiens, comme à tous les autres animaux domestiques, l'eau minérale à l'intérieur, pour obtenir des guérison complètes et durables.

Pour le traitement des chevaux, l'eau était transportée par tonneaux à l'infirmerie. Chaque cheval en a pris de quinze à vingt litres par jour ; mais il est probable qu'on peut pareillement obtenir de bons effets avec des doses moindres ; par exemple, quatre à cinq litres par vingt-quatre heures donnés à jeun. Quelques chevaux la refusent d'abord ; mais en leur mouillant les naseaux et les lèvres, ils finissent par la boire. Il est quelquefois indispensable d'en masquer l'amertume et l'odeur par l'addition de la farine de seigle ou du son. Les bienfaits de l'eau de Challes se manifestent surtout à la peau chez le cheval ; elle devient souple, onctueuse, et le poil doux, luisant. (Chez le chien, le poil tombé par les ulcérations herpétiques reparaît tout aussi beau.) Les urines diminuent d'abord, les matières fécales sont un peu sèches, mais bientôt toutes les sécrétions reprennent leur état normal.

(Suivent douze observations pareilles ou analogues à celle-ci : il s'agit de broncho-pneumonies, de catarrhes chroniques, avec ou sans emphysème pulmonaire, guéris pareillement à l'aide de l'*eau de Challes* en boisson.)

Au moment de mettre sous presse, nous recevons de M. le chevalier Domenget, une seconde lettre que nous nous empressons de publier.

Challes, 31 juillet 1855.

Monsieur le directeur,

Je m'empresse de vous faire connaître quelques faits nouveaux qui viennent de m'être communiqués aujourd'hui même à Challes. Je vous prie de leur donner de la publicité, et, s'il est possible, de les imprimer à la suite de ma précédente lettre.

Voici d'abord une lettre de mon honorable confrère, M. le docteur Michaud, qui se rapporte à des faits que je n'avais pu qu'indiquer rapidement plus haut :

Chambéry, ce 30 juillet 1855.

Monsieur et très honoré confrère,

C'est à n'en plus douter, les eaux de Challes que je conseille avec tant de succès dans la leucorrhée active et passive et dont l'efficacité, j'espère, ne tardera pas à être proclamée dans la blenorrhagie aigue et les accidents syphilitiques primitifs dont elles me paraissent être l'agent curatif par excellence, font aussi cesser très promptement la diarrhée. Aux faits que j'ai eu déjà l'honneur de vous signaler, viennent se joindre d'autres faits. Trois de mes malades, soumis le 28 juillet à cette unique médication, ont été guéris dans la journée. Tous les trois se plaignaient depuis plusieurs jours de coliques avec dévoiement. L'un d'eux n'a bu que deux verres d'eau de Challes, et les deux autres un demi-litre chacun. Ces observations semblent expliquer la complète immunité dont jouissaient les prisonniers qui faisaient usage de l'eau de Challes pendant l'épidémie diarrhéique encore régnante.

Je profite de cette occasion pour vous informer aussi de la guérison toute récente opérée par les eaux de Challes, de trois jeunes malades qui présentaient des symptômes vénériens bien caractérisés : l'un, sous trois formes différentes, et les autres sous deux formes seulement. Chez tous les trois, l'infection datait de peu de jours. L'eau de Challes a été administrée en lotions, injections et boissons à hautes doses. Leur guérison s'est opérée en moins de quinze jours. Le malade, dont je vous ai dernièrement communiqué l'histoire, va tout-à-fait bien : son large ulcère syphilitique se cicatrise rapidement. L'autre malade, à qui j'avais prescrit un litre d'eau de Challes par jour, et qui, dans l'espoir d'une guérison plus prompte, a pris sur lui d'en boire trois, continue la même dose, non-seulement sans en éprouver la moindre fatigue, mais encore avec un avantage bien marqué sur les fonctions digestives. Si de pareils faits se multiplient comme j'ai lieu de l'espérer, vos eaux de Challes, bien honoré confrère, seraient appelées à rendre de précieux services à l'humanité, en limitant l'emploi des préparations mercurielles, qui sont loin de produire toujours les bons effets qu'on en espère, et ne jouissent pas de l'innocuité de vos eaux de Challes.

Je dois aussi vous annoncer que j'ai fait avec beaucoup de succès usage de ces eaux, non-seulement dans des ophtalmies chroniques, principalement celles qui avaient pour cause un vice scrofuleux ou syphilitique, mais encore dans des ophtalmies catarrhales (conjonctivites sous-aiguës et même aiguës). Pour ce dernier cas, il a suffi de quelques lotions d'eau de Challes répétées plusieurs fois dans la journée.

J'ai l'honneur d'être,

Monsieur et très honoré confrère,

Votre bien dévoué et affectionné

Dr Michaud.

Je reçois en même temps quelques communications qui tendent à établir avec une évidence réellement remarquable l'efficacité des eaux de Challes dans les cas de blessure et de brûlure graves auxquels les militaires sont si fréquemment exposés. Dans des accidents de cette nature les eaux de Challes ont été employées surtout localement, comme il est facile de le présumer ; battues avec de l'huile d'olive, elles ont formé une pommade douce, onctueuse, résolutive et anti-putride dont on a obtenu les meilleurs résultats.

Voici maintenant un fait intéressant qui démontre une fois de plus la parfaite innocuité des eaux de Challes et leurs vertus résolutives dans quelques cas de phlogoses aiguës des membranes muqueuses.

M. B., négociant à Chambéry, avait contracté un coup de froid dans une course de montagne. Il en était résulté un rhume de poitrine (bronchite) avec expectoration abondante. Désirant hâter sa guérison, il se fit appliquer un large vésicatoire ordinaire au bras gauche. Celui-ci suppurait encore, lorsqu'il eut recours à un second vésicatoire qui fut appliqué au bras droit. C'était dans la matinée. Pendant la nuit du même jour, il fut éveillé par une douleur vive à la vessie. Il essaya d'uriner, mais il ne put y parvenir ; tous ses efforts furent inutiles : la rétention d'urine était complète et la douleur allait en augmentant. M. B. se rappela alors qu'il avait chez lui une bouteille d'un litre d'eau de Challes. Il y recourut, l'absorba par verrées, coup sur coup. Il ne s'était pas écoulé une heure que les urines commencèrent à s'échapper. Deux heures après le malade était guéri et tout était rentré dans l'état normal, sans qu'il y ait eu depuis lors le moindre ressentiment. C'est là, ce me semble, une preuve frappante de la facilité avec laquelle les eaux de Challes sont supportées par l'estomac, et de la rapidité avec laquelle elles sont absorbées et portées dans le torrent de la circulation.

Voilà, Monsieur le directeur, les faits nouveaux que je désirais encore porter à la connaissance du public par la voie de votre estimable journal. En vous offrant mes remercîments anticipés, je vous renouvelle l'expression de ma reconnaissance.

Le chevalier DOMENGET.

(Extrait du Supplément à la Gazette de Savoie, *n°* 932, *du* 31 *juillet* 1855.)

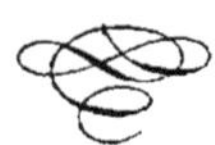

www.ingramcontent.com/pod-product-compliance
Ingram Content Group UK Ltd.
Pitfield, Milton Keynes, MK11 3LW, UK
UKHW021944260726
13994UKWH00004B/1518